Jatorria Betetzen

Paleo Errezetak

Iñaki Urrutia

Aurkibidea

Indioilar bularki salteatua Scampi tipulin saltsarekin ... 9
Indioilar hankak erro barazkiekin ... 11
Indioilar haragi belar-opila tipula karamelizatuarekin eta aza xerra errearekin ... 13
indioilar posole ... 15
oilasko hezur-salda ... 17
Blueberry eta erremolatxa entsalada ... 19
Azenario errea eta pastina zopa intxaur Garam Masala "Croutons"ekin ... 21
Apioaren erro-zopa kremtasua belar olioarekin ... 24
Kalabaza delikatua eta espinakak entsalada errea ... 27
Brokoli entsalada kurruskaria ... 29
Fruta entsalada plantxan tipulin ozpinarekin ... 32
Azalore kurruskaria curry ... 34
Waldorf Entsalada Neoklasikoa ... 36
Erromako bihotzak parrilan erreta albahaka jainkosa janzkerarekin ... 38
Arugula eta belar entsalada arrautza potxarekin ... 40
Heirloom Tomate eta Sandia Entsalada Piper Arrosa Zirimiriarekin ... 42
Bruselako kimuak eta sagar entsalada ... 46
Bruselako kimuen entsalada ... 47
Entsalada mexikarra ... 48
mihilu entsalada ... 50
Azenario kremtasua eta Kohlrabi Entsalada ... 51
Azenario Onduen Entsalada ... 53
arugula pestoa ... 56
Albahaka Pestoa ... 57
martorri pestoa ... 58
entsalada apaingarriak ... 59
Zitriko ozpin distiratsua ... 60
Frantziako ozpin-ozpin klasikoa ... 61
Mango eta Lime Entsalada Apainketa ... 62
Baratxuri Ozpin Ozpin Errea ... 63

Pinu Intxaur Saltsa Txigortua 64
Espezia 65
Dijon estiloko mostaza 66
harissa 67
paleo ketchup 69
Barbakoa saltsa 71
Chimichurri saltsa 73
paleo maiatza 74
ongailu nahasketak 76
Limoi belar ontzea 77
Mediterraneoko ongailuak 78
ongailu mexikarra 79
ongarri ketua 80
cajun ongailu 81
Jamaikako Jerk ontzea 82
Mihilu-zitrikoak perrexila 84
Ahuakate Salsa kurruskaria 86
Tipula gozoa eta pepino saltsa menda eta thailandiar txiliarekin 88
Anana erretako Salsa Berdea 89
erremolatxa gorri saltsa 90
Kremak eta Gurinak 91
anaardo krema 92
pinu gurina 93
Txokolatez estalitako sagar txip 94
Chutney estiloko sagar saltsa 97
Udare xerra labean 99
Udareak te berdearekin eta jengibrearekin laranja eta mango purearekin 102
Kakiak Kanela Udare Saltsarekin 104
Anana plantxan koko kremarekin 106
Tartelak koko eta mango moussez beteak 108
lurrazalak 108
Betetzea 108
Mugurdi-bananazko izozkia 113
Indioilar errea baratxuri pure sustraiekin 115
Indioilar bularkia pesto saltsarekin eta arugula entsaladaz betea 118

Indioilar bularra ondua gerezi barbakoa saltsarekin 120
Indioilar solomoa ardoarekin 122
Indioilar bularki salteatua Scampi tipulin saltsarekin 125
Indioilar hankak erro barazkiekin 127
Indioilar haragi belar-opila tipula karamelizatuarekin eta aza xerra errearekin .. 129
indioilar posole 131
oilasko hezur-salda 133
Harissa izokin berdea 136
Izokina 136
harissa 136
Ekilore haziak 136
Entsalada 136
Izokina plantxan alkatxofa marinatutako bihotz entsaladarekin 140
Flash labean salbia-txile izokina tomate saltsarekin 142
Izokina 142
Tomate Saltsa Berdea 142
Izokin errea eta zainzuriak papillotean limoi eta hur pestoarekin 145
Izokin ondua perretxiko eta sagar saltsarekin 147
Mihia Papillotean Julienne Barazkiekin 150
Arrain-takoak arugula pestoarekin limoi krema ketua 152
Mihi-zola Almendra Azalarekin 154
Bakailao eta kalabazin paketeak plantxan mango eta albahaka saltsarekin 156
Riesling Bakailaoa Tomate Beteekin Pestoarekin 158
Bakailaoa pistatxo-azalean eta martorri plantxan erretako patata gozoen gainean
.... 160
Bakailaoa erromeroarekin eta mandarina brokoli errearekin 162
Bakailao-letxuga-ontziak errefau eskabekin 164
Haddock labean limoi eta mihiluarekin 166
Pecan lurrazaleko snapper remoulade eta cajun estiloko okra eta tomatearekin. 168
Estragoiko Hegaluze Pastelak Aguakatearekin eta Lime Aïoliarekin 171
Kontrabaxua Tagine 174
Halibut baratxuri ganbak saltsan Kale Soffritoarekin 176
Marisko Bouillabaisse 178
Ganba Ceviche klasikoa 180
Ganbak eta espinakak entsalada koko azalarekin 183

Ganba eta Vieira Tropical Ceviche 185
Jamaikako Ganba Pikantea Ahuakate olioarekin 187
Otarrainxka espinaka zimelarekin eta erraditxoarekin 188
Karramarro entsalada aguakatearekin, pomeloarekin eta jicamarekin 190
Cajun Otarrainaren Buztana Irakiten Estragoi Aïoliarekin 192
Muskuilu frijituak azafrai alioliarekin 194
patata frijituak 194
azafrai aiolia 194
muskuiluak 194
Bieira erreak erremolatxa gozoarekin 197
Bieira parrillan pepino eta aneta saltsarekin 200
Bieira erreak tomatearekin, oliba olioarekin eta belar saltsarekin 202
bieira eta saltsa 202
Entsalada 202
Azalore errea Kuminoarekin Mihiluarekin eta tipulinarekin 204
Tomate astuna eta berenjena saltsa kalabaza espagetiarekin 206
Portobello perretxikoak beteak 208
Radicchio errea 210
Mihilu errea Ozpin Ozpin Laranjarekin 211
Savoy Cabbage Punjabi Style 214

INDIOILAR BULARKI SALTEATUA SCAMPI TIPULIN SALTSAREKIN

PRESTAKETA:30 minutu egosteko denbora: 15 minutu egiten: 4 anoaARGAZKIA

INDIOILAR XERRAK ERDITIK MOZTEKOHORIZONTALKI AHALIK ETA BERDINEN, SAKATU BAKOITZA ESKU-AHURREAN, PRESIO KOHERENTEA EGINEZ, HARAGIA ZATITZEN DUZUN BITARTEAN.

¼ Kopako oliba olioa

2 8 eta 12 ontzako indioilar bularretako solomoak, erdibana horizontalean

¼ koilaratxo piper beltz eho berria

3 koilarakada oliba olio

4 baratxuri ale, xehatuta

8 ontza ganba ertainak, zuritu eta garbitu, isatsak kendu eta erdira luzera moztuta

¼ Kopako ardo zuri lehorra, oilasko hezur-salda (ikusdiru-sarrerak), edo gatzik gabeko oilasko salda

2 koilarakada tipulin freskoa xehatuta

½ koilaratxo fin-fin birrindua limoi azala

1 koilarakada limoi zuku freskoa

Kalabaza eta tomate pasta (ikusdiru-sarrerak, behean) (aukerakoa)

1. Zartagin handi batean, berotu koilarakada 1 oliba olio su ertain-altuan. Gehitu indioilarra zartaginean; piperbeltza bota. Beroa ertainera murriztu. Egosi 12 eta 15 minutu edo arrosa eta zukuak garbi geratu arte (165 °F), egosketa denboraren erdian behin buelta emanez. Kendu indioilar txuletak zartaginetik. Aluminio paperarekin estali beroa mantentzeko.

2. Saltsarako, zartagin berean, 3 koilarakada oliba olio bero ertainean. Gehitu baratxuria; egosi 30 segundoz. Irabiatu ganbak; egosi eta irabiatu 1 minutuz. Nahasi ardoa, tipulina eta limoi azala; egosi eta irabiatu minutu 1 gehiago edo ganbak opakuak izan arte. Kendu sutik;

irabiatu limoi zukua. Zerbitzatzeko, bota saltsa indioilar txuleta gainean. Nahi izanez gero, zerbitzatu kalabaza eta tomate-pastarekin.

Kalabaza eta Tomate Pasta: mandolina edo juliana zuritzeko, moztu 2 kalabazin hori juliana zerrendatan. Zartagin handi batean, berotu koilarakada 1 oliba olio birjina estra su ertain-altuan. Gehitu kalabaza zerrendak; egosi 2 minutuz. Gehitu 1 Kopako laurdenetako mahats-tomate eta ¼ koilaratxo piper beltza; egosi 2 minutu gehiago edo kalabaza kurruskaria izan arte.

INDIOILAR HANKAK ERRO BARAZKIEKIN

PRESTAKETA:30 minutu egosi: ordu 1 eta 45 minutu Edaten: 4 anoa

HAU PLATER HORIETAKO BAT DAUDAZKENEKO ARRATSALDE FRESKO BATEAN LABEAN IRAKITEN DEN BITARTEAN PASEO BAT EMATEKO DENBORA DUZUNEAN EGIN NAHI DUZU. ARIKETAK GOSEA SORTZEN EZ BADU, ATEAN SARTZEAN USAIN ZORAGARRIAK IZANGO DU ZALANTZARIK GABE.

3 koilarakada oliba olio

4 20 eta 24 ontzako indioilar hankak

½ koilaratxo piper beltz eho berria

6 baratxuri ale, zuritu eta xehatuta

1 ½ koilarakada mihilu haziak, ubelduta

1 koilaratxo koilaratxo piper osoa, ubelduta*

1 ½ Kopako oilasko hezur-salda (ikus<u>diru-sarrerak</u>) edo gatzik gabeko oilasko salda

2 erromero fresko adarrak

2 ezkai fresko adar

1 erramu hosto

2 tipula handi, zuritu eta 8 zatitan moztu

6 azenario handi, zuritu eta 1 hazbeteko xerratan moztu

2 arbi handi, zuritu eta 1 hazbeteko kubotan moztu

2 arbi ertain, zurituta eta 1 hazbeteko xerratan moztuta**

1 apio erroa, zuritu eta 1 hazbeteko zatitan moztu

1. Berotu labea 350 °F-ra. Zartagin handi batean, berotu oliba olioa su ertain-altuan urrezko arte. Gehitu indioilar hanketatik 2. Egosi 8 minutu inguru edo hankak gorritu eta kurruskariak izan arte alde guztietatik, uniformeki gorrituz. Transferitu indioilar hankak plater batera;

errepikatu gainerako 2 indioilar hankekin. Alde batera utzi.

2. Gehitu piperra, baratxuria, mihilu-haziak eta piper-haziak zartaginean. Egosi eta irabiatu su ertainean 1 edo 2 minutuz edo lurrintsu arte. Irabiatu oilasko hezur-salda, erromeroa, ezkaia eta erramu hostoa. Ekarri irakiten, nahastuz zartaginaren hondotik gorritutako zatiak kentzeko. Kendu zartagina sutik eta utzi.

3. Estalki estua duen Holandako labe handi batean, bota tipula, azenarioak, pastinak, pastinak eta apioaren erroa. Gehitu zartagin batetik likidoa; jantzi estali. Sakatu indioilar hankak barazki nahasketara. Estalkiarekin estali.

4. Egosi ordu 1 eta 45 minutu inguru edo barazkiak bigundu eta indioilarra egosi arte. Hornitu indioilar hankak eta barazkiak ontzi handi eta baxuetan. Bota zartaginaren zukua gainean.

*Aholkua: pimienta eta mihilu haziak ubeltzeko, jarri haziak ebakitzeko taula batean. Sukaldari baten labana baten alde laua erabiliz, sakatu haziak arinki birrintzeko.

**Aholkua: estali zati handien bat txirrien gainean.

INDIOILAR HARAGI BELAR-OPILA TIPULA KARAMELIZATUAREKIN ETA AZA XERRA ERREAREKIN

PRESTAKETA:15 minutu egosteko denbora: 30 minutu egosteko denbora: ordu 1 10 minutu egoteko denbora: 5 minutu Ematen du: 4 anoa

KETCHUP IZOZTEAREKIN HARAGI-OPIL KLASIKOA ZALANTZARIK GABEPALEO MENUAN KETCHUP DENEAN (IKUSDIRU-SARRERAK) GATZIK ETA AZUKRE ERANTSIRIK EZ DU. HEMEN KETCHUP-A TIPULA KARAMELIZATUAREKIN NAHASTEN DA, ETA GERO HARAGI-OPILAREN GAINEAN PILATZEN DIRA LABEAN EGIN AURRETIK.

- 1 ½ kilo lurreko indioilarra
- 2 arrautza sueztitu
- ½ Kopako almendra irina
- ⅓ Kopako perrexil freskoa txikitua
- ¼ Kopako xerra finetan xerratan (2)
- 1 koilarakada txikitutako salbia freskoa edo 1 koilarakada birrindua salbia lehorra
- 1 koilarakada ezkai freskoa edo 1 koilarakada ezkai lehorra, birrindua
- ¼ koilaratxo piper beltza
- 2 koilarakada oliba olio
- 2 tipula gozo, erdira zatituta eta xerra finetan
- 1 Kopako Paleo Ketchup (ikusdiru-sarrerak)
- 1 buruko aza txikia, erdibitua, korapilatua eta 8 zatitan moztuta
- ½ eta 1 koilaratxo piper gorri birrindua

1. Berotu labea 350 °F-ra. Labeko xafla handi bat pergamino paperarekin forratu; alde batera utzi. Ontzi handi batean, konbinatu beheko indioilarra, arrautzak, almendra irina, perrexila, tipulina, salbia, ezkaia eta piper beltza.

Prestatutako labeko xaflan, eman indioilar nahasketa 8 × 4 hazbeteko ogi batean. Labean 30 minutuz.

2. Bitartean, tipula ketchup karamelizaturako, zartagin handi batean koilarakada 1 oliba olio bero ertainean. Gehitu tipula; egosi 5 minutu inguru edo tipula gorritzen hasi arte, maiz irabiatuz. Murriztu beroa ertain-baxua; egosi 25 minutu inguru edo gorritu eta oso samurra arte, noizean behin nahastuz. Kendu sutik; irabiatu Paleo Ketchup-a.

3. Jarri koilaratxo bat tipula karamelizatutako ketchup indioilarrari. Antolatu aza xerrak ogiaren inguruan. Bota aza gainerako koilarakada 1 oliba olioarekin; piper gorri birrinduarekin hautseztatu. Labean 40 minutu inguru edo ogiaren erdian sartutako berehalako irakurketa-termometroa 165 °F-koa izan arte, tipula karamelizatutako ketchup gehigarriarekin eta aza xerrak 20 minutu igaro ondoren. Utzi indioilar-opilak 5 eta 10 minutuz atseden zatitu aurretik.

4. Zerbitzatu indioilar opil aza-ziriekin eta gainerako tipula karamelizatutako ketchuparekin.

INDIOILAR POSOLE

PRESTAKETA:20 minutu Plantea: 8 minutu Sukaldaritza: 16 minutu Edaten du: 4 anoa

MEXIKOKO ESTILOKO ZOPA BERO HONEN OSAGARRIAKAPAINGARRIAK BAINO GEHIAGO DIRA. CILANTROAK ZAPORE BEREIZGARRIA EMATEN DU, AGUAKATEAK KREMATSUTASUNA EMATEN DU ETA TXIGORTUTAKO NUGGETSEK KURRUSKARI GOXOA EMATEN DUTE.

8 tomate fresko

1¼ eta 1½ kilo lur indioilarra

1 piper gorri, hazia eta zerrenda meheetan moztuta

½ Kopako tipula txikitua (1 ertaina)

6 baratxuri ale xehatuta (1 koilarakada)

1 koilarakada mexikar ongailu (ikus<u>diru-sarrerak</u>)

2 edalontzi oilasko hezur-salda (ikus<u>diru-sarrerak</u>) edo gatzik gabeko oilasko salda

1 14,5 ontzako lata gatz gabeko sutan erretako tomate, xukatu

1 piper jalapeno edo serrano, hazia eta txikituta (ikus<u>punta</u>)

1 aguakate ertain, erdira zatituta, zurituta, hazia eta xerra meheetan moztuta

¼ Kopako patata frijituak, txigortuak (ikus<u>punta</u>)

¼ Kopako cilantro freskoa txikituta

limoi xerrak

1. Aurrez berotu oilaskoa. Tomatilloei azala kendu eta bota. Tomatillosak garbitu eta erditan moztu. Jarri tomatillo-erdiak zartagin baten berotu gabeko parrillan. Berotik 4 eta 5 hazbeteko parrillan 8 eta 10 minutuz edo apur bat igurtzi arte, egosketaren erdian behin buelta emanez. Utzi apur bat hozten zartaginean alanbrezko parrilla batean.

2. Bitartean, zartagin handi batean indioilarra, piperra eta tipula egosi su ertain-altuan 5-10 minutuz edo indioilarra

gorritu eta barazkiak samurrak egon arte, egurrezko koilara batekin nahastuz haragia apurtzeko. egosten bitartean. Xukatu koipea behar izanez gero. Gehitu baratxuria eta ongailu mexikarra. Egosi eta irabiatu minutu gehiagoz.

3. Irabiagailuan, konbinatu ikaztutako tomateen bi heren inguru eta 1 kopa oilasko hezur-salda. Estali eta nahastu leuna arte. Gehitu indioilar nahasketa zartaginean. Gehitu gainerako 1 kopa oilasko hezur-salda, xukatu gabeko tomateak eta piperra. Moztu lodi geratzen diren tomateak; gehitu indioilar nahasketari. Ekarri irakiten; beroa murriztu. Estali eta egosi 10 minutuz.

4. Zerbitzatzeko, bota zopa ontzi baxuetan. Gainean aguakatea, nuggets eta cilantro. Pasa limoi xerrak zoparen gainean estutzeko.

OILASKO HEZUR-SALDA

PRESTAKETA:15 minutu Errea: 30 minutu Labean: 4 ordu Hoztu: Gauean Edoten: 10 edalontzi inguru

ZAPORE FRESKOENA ETA ONENA LORTZEKO - ETA GORENAMANTENUGAIEN EDUKIA - ERABILI ETXEKO OILASKO SALDA ZURE ERREZETETAN. (EZ DAUKA GATZIK, KONTSERBATZAILERIK EDO GEHIGARRIRIK ERE.) HEZURRAK IRAKITEN AURRETIK ERRETZEAK ZAPOREA HOBETZEN DU. LIKIDOAN POLIKI-POLIKI EGOSTEN DIRENEZ, HEZURREK KALTZIOA, FOSFOROA, MAGNESIOA ETA POTASIOA BEZALAKO MINERALEKIN INFUSIOA EMATEN DIOTE SALDARI. BEHEAN DAGOEN SUKALDE MOTELEKO ALDAKUNTZAK BEREZIKI ERRAZA EGITEN DU PRESTATZEA. IZOZTU 2 ETA 4 KOPAKO ONTZIETAN ETA DESIZOZTU BEHAR DUZUNA BAKARRIK.

2 kilo oilasko-hegoak eta bizkarra

4 azenario, txikituta

2 porru handi, zati zuriak eta berde argiak bakarrik, xerra mehean

2 apio zurtoin hostoekin, lodi txikituta

1 manioka, txikituta

Italiako perrexil 6 adar handi (hosto laua)

6 ezkai fresko adar

4 baratxuri ale, erditik moztuta

2 koilarakada piper beltz osoa

2 ale oso

Ur hotz

1. Berotu labea 425 °F-ra. Antolatu oilasko-hegoak eta bizkarra labeko ontzi handi batean; Labean 30 eta 35 minutuz edo urrezko marroia arte.

2. Transferitu gorritutako oilasko zatiak eta zartaginean metatutako edozein gorritutako zatiak lapiko handi batera. Gehitu azenarioak, porruak, apioa, pastinak, perrexila, ezkaia, baratxuria, piperra eta ale. Gehitu nahikoa ur hotz (12 edalontzi inguru) lapiko handi batean oilaskoa eta barazkiak estaltzeko. Ekarri irakiten su ertainean; egokitu beroa salda su baxuan mantentzeko, burbuilak gainazala hautsiz. Estali eta egosi 4 orduz.

3. Iragazi salda beroa % 100 kotoizko gazta hezez estalitako bi geruzaz estalitako bahe handi batetik. Solidoak baztertu. Estali salda eta utzi hozten gau osoan. Erabili aurretik, kendu goiko gantz-geruza saldatik eta bota.

Aholkua: Salda arintzeko (aukerakoa), ontzi txiki batean konbinatu 1 zuringoa, 1 arrautza birrindua eta ¼ kopa ur hotz. Nahastu nahasketa zartaginean iragazitako saldara. Ekarri berriro irakiten. Kendu sutik; utzi atseden 5 minutuz. Iragazi salda beroa %100 kotoizko oihalezko geruza bikoitz fresko batez estalitako bahe batetik. Hoztu eta kendu gantz erabili aurretik.

Sukalde moteleko argibideak: prestatu agindu bezala, 2. urratsean izan ezik, jarri osagaiak 5 eta 6 litroko sukalde motelean. Estali eta su baxuan egosi 12 eta 14 orduz. Jarraitu 3. urratsean agindu bezala. 10 edalontzi inguru egiten ditu.

BLUEBERRY ETA ERREMOLATXA ENTSALADA

PRESTAKETA:25 minutu Errea: 30 minutu Edaten: 4 anoaARGAZKIA

ENTSALADA HAU NUTRIZIO POTENTZIALA DA.ERREMOLATXA, KALE ETA AHABIEKIN, ANTIOXIDATZAILE, BURDINA, KALTZIO, BITAMINA, MINERAL ETA KONPOSATU ANTIINFLAMATORIOZ BETETA DAGO. ALBO BATETIK PLATER NAGUSIRA ERRAZ BIHURTZEN DA - GEHITU 4 ONTZA IZOKIN, OILASKO, TXERRI EDO BEHI EGOSI ENTSALADA BAKOITZEAN.

- 3 erremolatxa ertain (12 ontza inguru guztira), moztuta, zurituta eta laurdenetan moztuta
- 1 koilarakada oliba olio
- 1 tipula txiki, eraztun meheetan moztuta
- 6 koilarakada ozpin baltsamiko
- 6 koilarakada oliba olioa edo liho olioa
- ½ koilarakada erromero freskoa edo ezkaia txikituta
- 3 edalontzi letxuga romaine freskoa urratu
- 2 edalontzi kale freskoa birrindua
- ½ Kopako ahabi freskoak
- ¼ Kopako hur, txigortuta eta txikituta*

1. Berotu labea 425 °F-ra. 15 × 10 × 1 hazbeteko labeko ontzi batean, bota erremolatxa xerrak koilarakada 1 oliba olioarekin. Estali aluminiozko paperarekin. Labean 10 minutuz. Kendu papera; gehitu tipula, nahastuz. Erre,

estali gabe, 20 minutu inguru gehiago edo erremolatxa eta tipula samurrak egon arte.

2. Saltsarako, nahastu 2 xerra erremolatxa, ozpina, 6 koilarakada oliba olio eta erromeroa irabiagailuan. Estali eta nahastu oso leuna izan arte, katiluaren alboak behar den moduan urratuz.

3. Banatu letxuga eta kalea lau plateretan. Gainean gainerako erremolatxa eta tipula errearekin. Bota uniformearekin saltsarekin. Ahabiak eta hurrez hautseztatu.

* Aholkua: hurrak txigortzeko, berotu labea 350 °F-ra. Zabaldu intxaurrak geruza bakarrean labeko ontzi batean. Labean 8 eta 10 minutuz edo apur bat gorritu arte, behin irabiatuz gorritzeko. Intxaurrak pixka bat hoztu. Jarri fruitu lehorrak epelak sukaldeko eskuoihal garbi batean; eskuoihalarekin igurtzi azala solteak kentzeko.

AZENARIO ERREA ETA PASTINA ZOPA INTXAUR GARAM MASALA "CROUTONS"EKIN

PRESTAKETA:30 minutu Errea: 30 minutu Labean: 10 minutu Edaten du: 8 anoa

ZURE AZENARIOAK MEHEAK ETA FRESKOAK BADIRAETA AZALA NAHIKO MEHEA DA, EZ DAGO BENETAN ZURITU BEHARRIK. BARAZKI ESKUILA BATEKIN ESFOLIAZIO INDARTSUA BEHAR DENA DA. NOLANAHI ERE, BETA KAROTENOA BEZALAKO MANTENUGAI BALIOTSUAK LORTZEN ARI ZARA.

Olioa

1 ½ kilo azenario, zuritu nahi izanez gero eta 1 ½ hazbeteko zatitan moztu

1 ½ kilo pastinak, zuritu eta 1 ½ hazbeteko zatitan moztu

2 Granny Smith sagar, zuritu eta 1 ½ hazbeteko zatitan moztu

2 tipula hori, 1 ½ hazbeteko zatitan moztuta

2 koilarakada oliba olio

1 koilarakada curry hautsa

¼ koilaratxo piper beltza

1 koilarakada jengibre freskoa birrindua

6 edalontzi oilasko hezur-salda (ikus<u>diru-sarrerak</u>), edo gatzik gabeko oilasko salda

1 koilarakada ehoko kuminoa

Oilasko hezur-salda, gatzik gabeko oilasko-salda, ura edo koko-esnea gozotu gabe (aukerakoa)

Garam Masala Nut "Croutons" (ikusi errezeta, eskuinean)

1. Berotu labea 400 °F-ra. Ornitu labeko xafla oso handi bat oliba olioarekin. Ontzi handi handi batean, konbinatu azenarioak, pastinak, sagarrak eta tipula. Ontzi txiki batean, konbinatu 2 koilarakada oliba olioa, ½ koilarakada curry hautsa eta piperra. Bota barazkiak eta sagarrak; jantzi estali. Zabaldu barazkiak eta sagarrak geruza bakarrean prestatutako labeko xaflan. Erre 30 eta 40 minutuz edo barazkiak eta sagarrak oso samurrak egon arte.

2. Hiru sortatan lan eginez, jarri barazki-sagar nahasketaren heren bat eta jengibre guztia janari-prozesadorean edo irabiagailuan; gehitu 2 edalontzi oilasko hezur-salda. Estali eta prozesatu leun arte; lapiko handi batera transferitu. Errepikatu gainerako barazki eta sagar nahasketarekin eta beste 4 edalontzi saldarekin. Gehitu gainerako ½ koilarakada curry hautsa eta kuminoa purearen nahasketara. Ekarri irakiten; beroa murriztu. Egosi, estali gabe, 10 minutuz zaporeak nahasteko. Zopa lodiegia bada, diluitu salda, ur edo koko esne gehigarriarekin. Apaindu anoa bakoitza Garam Masala Nut "Croutons" koilarakada batekin.

Garam Masala Nut "Croutons": berotu labea 300 °F-ra. Ornitu sueztitu labeko xafla bat oliba olioarekin. Ontzi ertain batean, irabiatu arrautza zuringo bat, ½ koilarakada bainila, ½ koilarakada garam masala edo sagar tarta ongailu eta piper piper pixka bat. Gehitu 1 kopa almendra xerratan. Prestatutako labeko xaflan zabaldu. Labean 15 eta 25 minutuz edo fruitu lehorrak urre kolorekoak diren arte, 5 minuturo irabiatuz. Hoztu guztiz. Apurtu edozein zati handi. Gorde ontzi estali batean aste 1 arte. 1 kopa ematen du.

APIOAREN ERRO-ZOPA KREMATSUA BELAR OLIOAREKIN

PRESTAKETA:15 minutu egosteko denbora: 30 minutu egiten: 4 anoa<u>ARGAZKIA</u>

APIOAREN ERRO XUMEA - BATZUETAN APIOA DEITZEN ZAIO— KORAPILOTSUA ETA BIHURRITUA DA ETA, EGIA ESAN, PIXKA BAT ARRAROA. BAINA ZUREZKO AZALAREN AZPIAN INTXAUR ETA KURRUSKARIA DEN SUSTRAI BAT DAGO, ETA, OILASKO SALDA ETA PUREAREKIN EGOSITAKOAN, ZOPA KREMATSUA, ZAPORE GARBIA ETA ZETATSUA EGITEN DU. BELARREKIN OLIBA OLIO ZORROTADA BATEK ZAPORE LILURAGARRIA HOBETZEN DU, BAINA EZ DU GAINDITZEN.

- 1 koilarakada oliba olio
- 1 porru, xerratan (zati zuriak eta berde argiak soilik)
- 4 edalontzi oilasko hezur-salda (ikus<u>diru-sarrerak</u>) edo gatzik gabeko oilasko salda
- Apioaren erro ertain baten erdia (10 ontza inguru), zuritu eta 1 hazbeteko kubotan zatituta
- Azalore buru baten erdia, zuloa eta loretxoetan hautsita
- ¼ Kopako italiar perrexila (hosto laua)
- ¼ Kopako albahaka hosto josia
- ¼ Kopako oliba olioa
- 1 koilarakada limoi zuku freskoa
- ¼ koilaratxo piper beltza

1. Lapiko handi batean, koilarakada 1 oliba olio berotu su ertainean. Gehitu porruak; egosi 4 eta 5 minutuz edo bigundu arte. Gehitu oilasko hezur-salda, apioa eta azalorea. Ekarri irakiten; beroa murriztu. Estali eta egosi 20 eta 25 minutuz edo barazkiak samurrak egon arte. Kendu sutik; hoztu pixka bat.

2. Bitartean, belar-oliorako, elikagai-prozesadorean edo irabiagailuan, konbinatu perrexila, albahaka eta ¼ kopa oliba olioa. Estali eta prozesatu edo nahastu ondo konbinatu arte eta belarrak zati txikitan egon arte. Bota olioa sare fineko bahe batetik ontzi txiki batera, belarrak koilara baten atzealdearekin sakatuz, ahalik eta olio gehien ateratzeko. Baztertu belarrak; utzi belar olioa alde batera.

3. Transferitu apio-sustraiaren nahasketa erdia elikagai-prozesadore edo irabiagailura. Estali eta prozesatu edo nahastu leuna arte. Bota ontzi handi batera. Errepikatu gainerako apioa erro nahasketarekin. Itzuli nahasketa osoa lapikora. Irabiatu limoi zukua eta piperra; berotu bidez.

4. Jarri zopa ontzietan. Bota belar olioarekin.

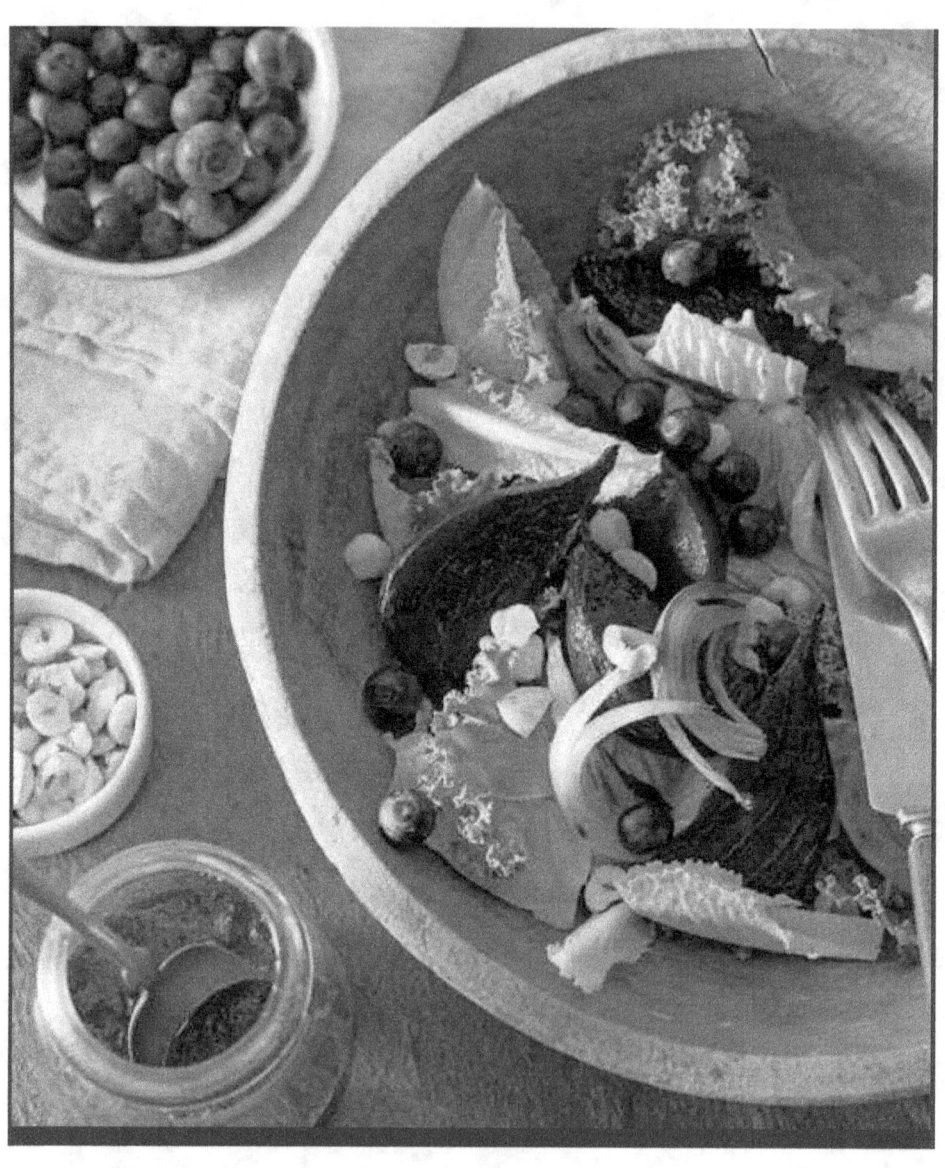

KALABAZA DELIKATUA ETA ESPINAKAK ENTSALADA ERREA

PRESTAKETA:15 minutu errea: 12 minutu egiten: 4 anoa

KALABAZA DELICATA ESPEZIE BEREKOA DEN ARRENUDAKO KALABAZA BEZALA - KALABAZIN ETA KALABAZA HORIA BEZALA - NEGUKO KALABAZA BAT DA. BERE LARRU HORI ZURBILA MARRA BERDE EDERREKIN NABARMENTZEN DA. HARAGI SAMURRAK ETA HORIAK PATATA GOZOA ETA KALABAZA ARTEKO GURUTZAKETAREN ANTZEKOA DU. EGOSITAKOAN, AZAL MEHEA IA EZ DA NABARITZEN, BERAZ, EZ DA ZURITU BEHARRIK.

- 3 kalabaza delikatuak (2 kilo inguru guztira)
- 2 kiloi sorta, 1 hazbeteko zatitan moztuta
- 2 koilarakada oliba olio
- ⅛ koilaratxo piper beltza
- 1 koilarakada limoi-belar ongailu (ikus<u>diru-sarrerak</u>)
- 8 ontza espinakak freskoak
- ⅓ Kopako nuggets txigortuak (kalabaza haziak)
- ½ Kopako baratxuri errea ozpin ozpin (ikus<u>diru-sarrerak</u>)

1. Berotu labea 450 °F-ra. Moztu kalabaza erditik luzera, kendu haziak eta moztu ¼ hazbeteko lodierako zatitan. Ontzi handi batean, konbinatu kalabaza, txalota, oliba

olioa, piperra eta limoi-belarra; jantzi estali. Zabaldu kalabaza nahasketa labeko ontzi handi batean. Labean 12 minutu inguru edo bigundu eta arin gorritu arte, behin irabiatuz. Hoztu 2 minutuz.

2. Ontzi handi handi batean, konbinatu kalabaza errea, espinakak eta kalabaza hazien nahasketa. Bota entsalada baratxuri errearekin ozpin-ozpinarekin. Nahastu astiro-astiro estaltzeko.

BROKOLI ENTSALADA KURRUSKARIA

PRESTAKETA:15 minutu hotza: ordu 1 Etzen du: 4 eta 6 anoa

OSO EZAGUNA DEN BROKOLI ENTSALADA BATEN ANTZA DU.HORI UDAKO BARBAKOA ETA POTLUCKS-ETAN AGERTZEN DA ETA BEZAIN AZKAR DESAGERTZEN DA. BERTSIO HAU PALEO HUTSA DA. ELEMENTU GUZTIAK HOR DAUDE – KURRUSKARIAK, KREMATSUAK ETA GOZOAK–, BAINA SALTSAN EZ DAGO AZUKRE PROZESATURIK ETA KEA GATZIK GABEKO ONGAILU KETUTIK DATOR HIRUGIHARRA, SODIOZ KARGATUTA DAGOENAREN ORDEZ.

¾ Kopako Paleo Mayo (ikus diru-sarrerak)

1½ koilarakada ongarri ketua (ikus diru-sarrerak)

3 koilarakada laranja azal fin-fin birrindua

5 koilarakada laranja zuku fresko

5 koilarakada ardo zuri ozpin

1 brokoli sorta, lore txikietan moztuta (5 edalontzi inguru)

⅓ Kopako sufrerik gabeko mahaspasa

¼ Kopako tipula gorri txikitua

¼ Kopako gatzik gabeko ekilore haziak edo almendra xerratan

1. Apaintzeko, ontzi txiki batean, konbinatu Paleo Mayo, Smoky Gozoa, laranja-azala, laranja zukua eta ozpina; alde batera utzi.

2. Ontzi handi batean, konbinatu brokolia, mahaspasak, tipula eta ekilore haziak. Bota saltsa brokoli nahastearen gainean; ondo nahasi konbinatzeko. Estali eta hozkailuan zerbitzatu aurretik ordubete gutxienez.

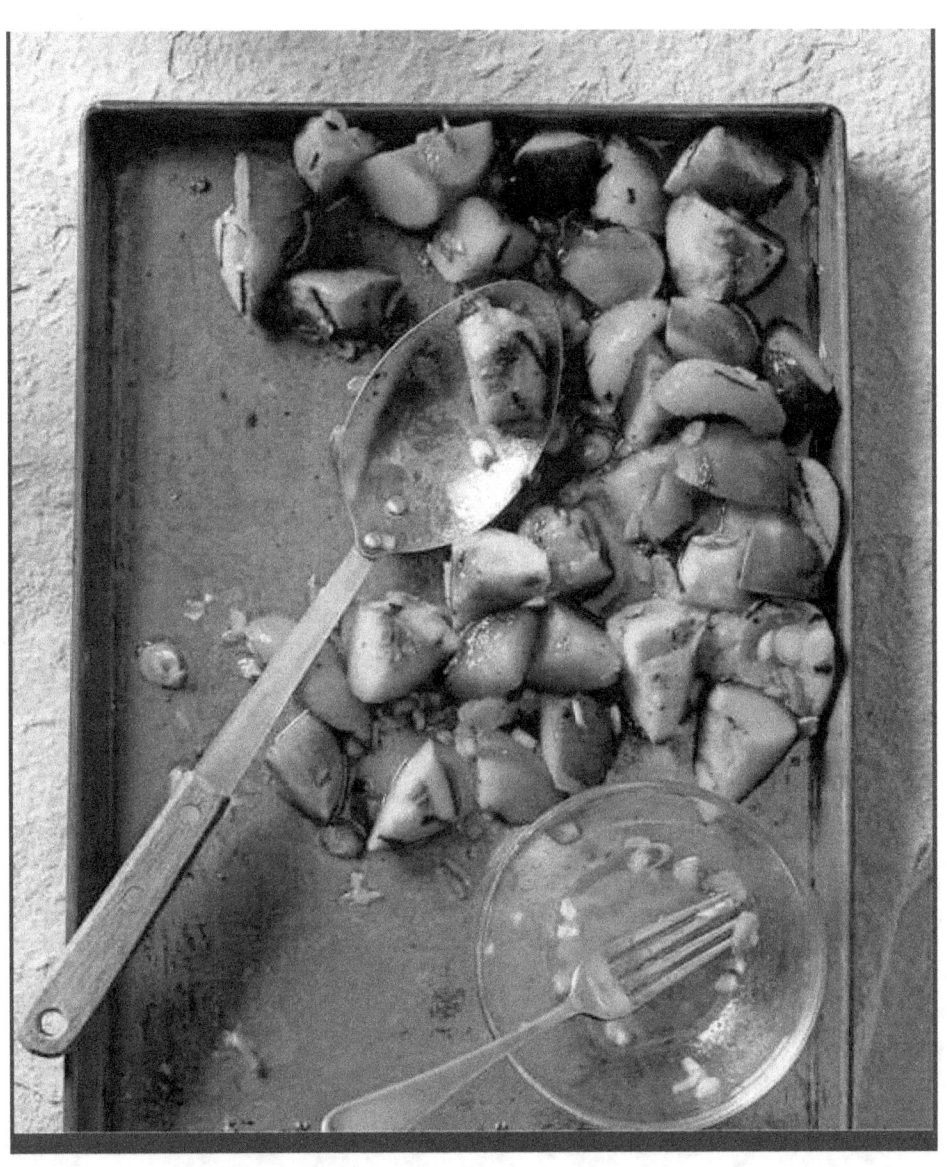

FRUTA ENTSALADA PLANTXAN TIPULIN OZPINAREKIN

PRESTAKETA:15 minutu Erretegia: 6 minutu Hotz: 30 minutu Edaten du: 6 anoa**ARGAZKIA**

ZAPORE INTERESGARRIA SORTZEAN, GAUZA TXIKIAK DIRAKONTU HAU. HARRI-FRUTA ENTSALADA HONETARAKO TIPULINAREN OZPIN-OLIBA OLIOAREKIN, PIPER PIPERREKIN, TIPULINAREKIN ETA ESTUTU AURRETIK PLANTXAN ERRETZEN DEN MANDARINA BATEN ZUKUAREKIN EGINA DAGO, ETA HORREK KE KUTSU BAT GEHITZEN DU ETA MANDARINA ZAPOREA AREAGOTZEN DU.

- 2 melokotoi, erdi luzera eta zurbil txikituta
- 2 aran, luzera erdira eta zurbil txikituta
- 3 abrikot, luzera erdira eta zurbil txikituta
- 1 mandarina edo laranja, erdi gurutzatuta
- ½ koilaratxo piper beltza
- ½ koilaratxo piperrautsa
- 3 eta 4 koilarakada oliba olio
- 2 tipula, xerra finetan
- ¼ eta erdi koilaratxo piper edo piperrautsa

1. Labeko ontzi handi batean, jarri mertxikak, aranak, abrikotak eta mandarinak, ebakiak gora. Piper beltza eta

koilaratxo erdi piperrautsa bota. Bota 1 eta 2 koilarakada oliba olioarekin, fruta uniformeki estaliz.

2. Egur-ikatza edo gas parrilla baterako, jarri fruta, alde moztuta, zuzenean parrillan su ertainean. Estali eta plantxan 6 minutuz edo ikatz eta apur bat samurra egon arte, bira emanez errearen erdian behin. Utzi fruituak hozten, maneiatzeko erraza izan arte. Moztu lodi melokotoiak, aranak eta abrikotak; alde batera utzi.

3. Saltsarako, estutu mandarinaren erdietatik zukua ontzi txiki batean (baztertu haziak). Gehitu tipulina, gainerako 2 koilarakada oliba olioa eta piper piperra mandarina zukuari; beat parekatzeko. Zerbitzatu baino lehen, bota plantxan fruta saltsarekin.

AZALORE KURRUSKARIA CURRY

HASIERATIK AMAIERARA: 30 minutu egiten ditu: 8 eta 10 anoa

AZALORE GORDINEZ EGINA, HAU POTLUCK BATERA ERAMATEKO PLATER BIKAINA DA. MERKEA DA, ANOA ESKUZABALA EGITEN DU ETA JENDEA OSO POZIK DAGO (GURE ERREZETA PROBETAZ DAKIGU HORI). ARE HOBETO, EGUN BAT LEHENAGO EGIN DAITEKE. ATZERATU CILANTRO, PEPITAS ETA MAHASPASA NAHASKETA ZERBITZATZEKO PREST ARTE.

- 1 azalore buru (2 kilo inguru)*
- ⅓ Kopako oliba olioa
- ⅓ Kopako limoi zuku freskoa (2 limoietatik)
- ⅓ Kopako tipulin txikitua
- 1 koilarakada curry horia
- 1 koilaratxo kumino haziak, txigortuak (ikus punta)
- ½ Kopako cilantro freskoa txikituta
- ½ Kopako nuggets (kalabazaren haziak) edo almendra xerratan, txigortuta (ikus punta)
- ½ Kopako sufrerik gabeko urrezko mahaspasekin

1. Azalorearen kanpoko hostoak kendu eta zurtoina moztu. Jarri, zurtoina behera, ebakitzeko taula batean. Oso xerra finetan moztu, goitik behera. (Pieza batzuk eroriko dira.) Jarri azalorea ontzi handi batean; zati handi guztiak hautsi. (6 edalontzi inguru azalore izan behar dituzu.)

2. Ontzi txiki batean, konbinatu oliba olioa, limoi zukua, tipulina, curry hautsa eta kumino haziak. Bota nahasketa azalorea gainean; jantzi estali. Utzi atseden 10 eta 15 minutuz, noizean behin irabiatuz.

3. Zerbitzatu aurretik, irabiatu cilantroa, nuggets eta mahaspasa.

*Oharra: Romanesco azalorea erabil daiteke hemen, nahiz eta ez den ohiko azalorea bezain eskuragarri.

Prestatzeko jarraibideak: Prestatu entsalada 2. urratsa. Estali eta hozkailuan 24 ordu arte, noizean behin irabiatuz. Zerbitzatu baino lehen, nahastu cilantroa, nuggets eta mahaspasak.

WALDORF ENTSALADA NEOKLASIKOA

PRESTAKETA:20 minutu hoztuta: ordu 1 Etzen du: 4 eta 6 anoa

WALDORF ASTORIA HOTELEAN SORTU ZEN WALDORF ENTSALADA KLASIKOANEW YORKEN. BERE FORMA GARBIENEAN SAGARRA, APIOA ETA MAIONESA KONBINATUTA DAGO. FRUITU LEHORRAK –ETA BATZUETAN MAHASPASAK– GEHITZEN ZIREN GEROAGO. BERTSIO FRESKO HAU ASIAKO UDARE ETA UDAREEKIN EGINA DAGO -SAGARRAREN ANTZEKO EHUNDURA DUTENAK- ETA GEREZI LEHORREKIN, BELARREKIN ETA INTXAUR ERREEKIN APAINDUTA DAGO.

- 2 udare sendo helduak (Bosc edo Anjou, esaterako), zulo txikituta eta zatituta
- 2 udare asiar, zulo txikituta eta zatituta
- 2 koilarakada limoi zuku
- 2 apio zurtoin xerratan
- ¾ Kopako gozoki gabeko gerezi lehorrak edo cranberries
- 1 koilarakada estragoi freskoa txikituta
- 1 koilarakada italiar perrexil freskoa (hosto laua) txikituta
- ¼ Kopako anaardo krema (ikus<u>diru-sarrerak</u>)
- 2 koilarakada Paleo Mayo (ikus<u>diru-sarrerak</u>)
- ½ Kopako intxaur txigortu txikituta (ikus<u>punta</u>)

1. Ontzi handi batean, bota udareak eta Asiako udareak limoi-zukuarekin, apioarekin, gereziekin eta belarrekin konbinatzeko.

2. Ontzi txiki batean anaardo krema eta paleo maia konbinatu; isuri madari nahasketa gainean eta irabiatu astiro-astiro estaltzeko. Hoztu ordubetez zaporeak nahas daitezen. Zerbitzatu aurretik entsalada fruitu lehorrak hautseztatu.

ERROMAKO BIHOTZAK PARRILAN ERRETA ALBAHAKA JAINKOSA JANZKERAREKIN

PRESTAKETA:15 minutu parrillan: 6 minutu egiten: 6 anoa<u>ARGAZKIA</u>

HAU TXULETA-SARDEXKA ETA LABANA ENTSALADA DA.ROMAINEKO BIHOTZAK PARRILLAN JASATEKO ASKI GOGORRAK DIRA, ETA LETXUGA KURRUSKARIA ETA APUR BAT KISKARIA ETA BELAR KREMATSUAREN JANZTEKO KONBINAZIOA BIKAINA DA. TXULETA ERRETAKO LAGUNGARRI EZIN HOBEA DA.

- ½ Kopako Paleo Mayo (ikus<u>diru-sarrerak</u>)
- ½ Kopako albahaka freskoa txikituta
- ¼ Kopako perrexil freskoa txikitua
- 2 koilarakada tipulin freskoa xehatuta
- 3 koilarakada oliba olio
- 2 koilarakada limoi freskoa
- 1 koilarakada ardo zuri ozpina
- 3 letxuga erromaniko bihotz, luzera erdira banatuta
- 1 Kopako mahats edo cherry tomateak, erdira banatuta
- piper beltza pitzatu
- Albahaka freskoa txikitua (aukerakoa)

1. Janzteko, elikagai-prozesadorean edo irabiagailuan, konbinatu Paleo Mayo, ½ kopa albahaka, perrexila, tipulina, 2 koilarakada oliba olioa, limoi zukua eta ozpina. Estali eta prozesatu edo nahastu leuna eta berde argia izan arte. Estali eta hoztu behar arte.

2. Bota gainontzeko koilarakada 1 oliba olioa erdibitutako bihotz erromanikoen gainean. Erabili eskuak olioa alde guztietatik uniformeki igurzteko.

3. Egur-ikatza edo gas parrilla baterako, jarri letxuga romana, alde moztuta, parrilla batean zuzenean su ertainean. Estali eta parrillan 6 minutu inguru edo letxugak apur bat kiskatu arte, erretzeko erdibidean behin biraka.

4. Zerbitzatzeko, jarri koilaratxoa parrillan erretako romainearen gainean. Gainean gerezi tomateak, piperbeltza eta, nahi izanez gero, albahaka xehatu gehigarria.

ARUGULA ETA BELAR ENTSALADA ARRAUTZA POTXAREKIN

HASIERATIK AMAIERARA:20 minutuko egiten: 4 anoa<u>ARGAZKIA</u>

OZPINA UR ERRETZEN GEHITUIZAN ERE, ARRAUTZAK ZURINGOEN ERTZAK BIZKOR MAMITZEN LAGUNTZEN DU, SUKALDARITZAN ZEHAR HOBETO EUSTEN DIOTEN FORMARI.

6 edalontzi arugula

2 koilarakada estragoi freskoa txikituta

2 koilarakada ezkai freskoa txikituta

3 eta 4 koilarakada frantsesezko ozpin ozpin klasikoa (ikus<u>diru-sarrerak</u>)

1 Kopako mahats edo cherry tomate laurdenetan moztuta

3 errefau handi

4 edalontzi ur

1 koilarakada sagardo ozpina

4 arrautza

piper beltza pitzatu

1. Entsaladarako, entsalada-ontzi handi batean, konbinatu arugula, estragoia eta ezkaia. Bota 2 eta 3 koilarakada frantses klasikoko ozpin-ozpinarekin; jantzi estali. Banatu entsalada lau platerren artean. Gainean tomateekin; utzi entsaladak alde batera.

2. Kendu eta baztertu errefauaren gailurrak eta sustraiak; birrindu errefauak. Errefautxoak alde batera utzi.

3. Zartagin handi batean, konbinatu ura eta ozpina. Ekarri irakiten. Murriztu beroa sutan (burbuila txikiek gainazala hautsiko dute). Arrautza bat nat edalontzi batean sartu eta astiro-astiro irristatu ur nahasketara. Errepikatu gainerako arrautzekin, tartekatuz ukitu ez daitezen. Egosi, estali gabe, 3 minutu inguru edo zuringoak ezarri eta gorringoak loditzen hasi arte. Kendu arrautza bakoitza koilaratxo batekin eta jarri entsalada baten gainean. Bota entsaladak gainerako koilarakada 1 ozpin-ozpinarekin. Apaindu errefautxo birrinduarekin eta piperbeltza bota. Zerbitzatu berehala.

HEIRLOOM TOMATE ETA SANDIA ENTSALADA PIPER ARROSA ZIRIMIRIAREKIN

HASIERATIK AMAIERARA:30 minutuko egiten: 6 anoa<u>ARGAZKIA</u>

HAU DA UDA ONTZI BATEAN- TOMATE ETA SANDIA HELDUAK ETA MAMITSUAK. TOMATE OINORDEKOEN NAHASKETA BAT ERABILIZ (ZURE LORATEGIAN HAZTEN ARI ZARENA, ZURE CSA KUTXAN JARRI EDO BASERRITARREN MERKATUAN EROSI) AURKEZPEN EDERRA EGINGO DU.

- 1 miniaturazko hazirik gabeko sandia (4 eta 4 ½ libra)
- Familia handiko 4 tomate
- Tipula gorri baten ¼, paper finetan zatituta
- ¼ Kopako menda fresko hosto soltean bilduta
- ¼ kopa albahaka chiffonade*
- ¼ Kopako oliba olioa
- 2 koilarakada limoi freskoa
- 1½ koilarakada piper arrosa ale

1. Sandiaren azala kendu; moztu meloia 1 hazbeteko zatitan. Zurtoina eta tomatearen muina; zatitan moztu. Plater handi batean edo ontzi handi batean, konbinatu sandia zatiak eta tomate xerrak; parekatzeko jokatu. Tipula, menda eta albahaka chiffonade hautseztatu.

2. Saltsarako, estalki estua duen pote txiki batean, konbinatu oliba olioa, limoi zukua eta piperra. Estali eta astindu indartsu konbinatzeko. Bota tomate eta sandia entsalada gainean. Zerbitzatu giro-tenperaturan.

*Oharra: chiffonade bat egiteko, pilatu albahaka hostoak bata bestearen gainean eta ondo bota. Moztu erroilua xerra meheetan, gero albahaka zati meheetan.

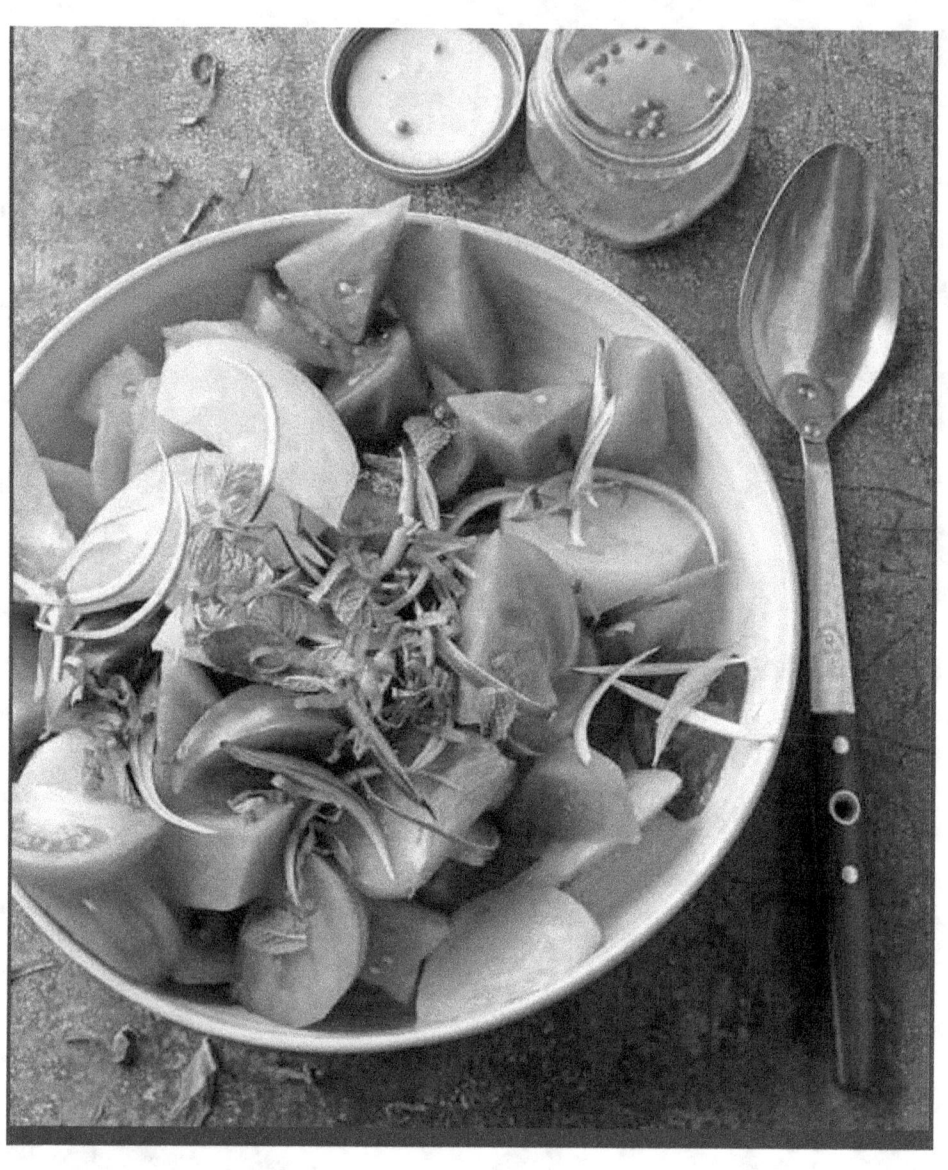

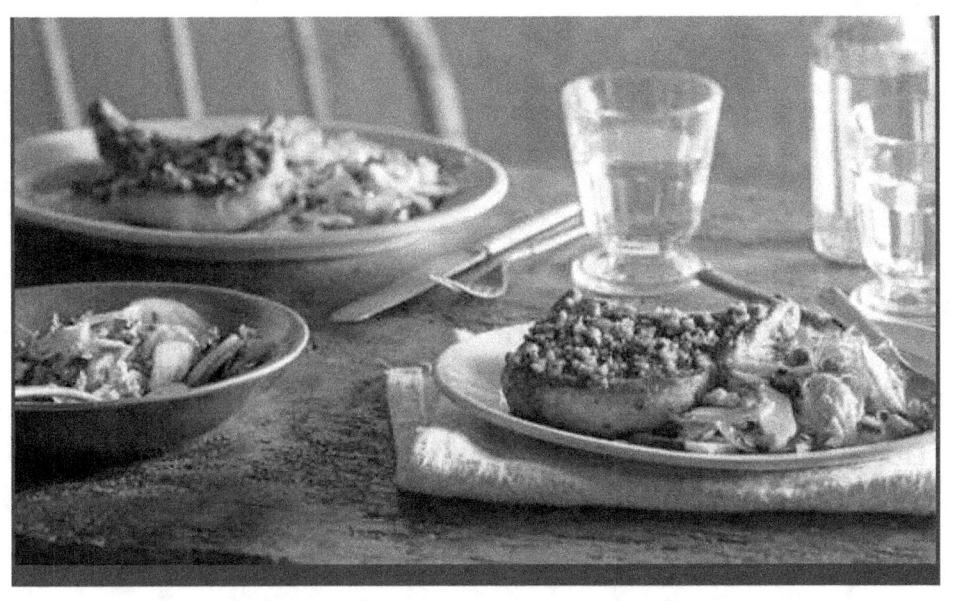

BRUSELAKO KIMUAK ETA SAGAR ENTSALADA

PRESTAKETA:10 minutu atsedenaldian: 10 minutu etekinak: 6 anoa<u>ARGAZKIA</u>

GRANADAK SASOIAN DAUDE UDAZKENEAN ETA NEGUAN.FRUTA OSOA EROSI ETA HAZIAK ATERA DITZAKEZU. EDO BILATU HAZIAK –ARILAK ERE DEITUAK– ONTZI TXIKIETAN PRODUKTUEN ATALEAN. GRANADAK SASOIAN EZ BADAUDE, BILATU IZOZTU GABEKO HAZIAK ENTSALADA HONI KURRITSUA ETA KOLOREA EMATEKO.

- 12 ontza Brusela kimuak, hostoak moztuta eta zurituta kenduta
- 1 Fuji edo Pink Lady sagarra, karrezta eta laurdena
- ½ Kopako Zitriko Ozpin Ozpin Distiratsuak (ikus<u>diru-sarrerak</u>)
- ⅓ Kopako granada haziak
- ⅓ Kopako gozoki gabeko cranberries, currants edo gerezi lehorrak
- ⅓ Kopako intxaur txikituta, txigortuta (ikus<u>punta</u>)

1. Moztu Bruselako kimuak eta sagarra mozteko xafla batez hornitutako janari-prozesadorean.

2. Transferitu Bruselako kimuak eta sagarra ontzi handi batera. Ziritriko Ozpin Ozpin Distiratsuarekin busti; nahasteko bota. Utzi 10 minutuz atseden, noizean behin irabiatuz. Irabiatu granada haziak eta cranberriak. Gainean fruitu lehorrak; berehala zerbitzatu.

BRUSELAKO KIMUEN ENTSALADA

HASIERATIK AMAIERARA:15 minutu egiten ditu: 6 anoa

MEYER LIMOIAK GURUTZE BAT DIRALIMOI ETA LARANJA BATEN ARTEAN. LIMOI ARRUNTAK BAINO TXIKIAGOAK DIRA ETA HAIEN ZUKUA GOZOAGOA DA ETA EZ BEZAIN AZIDOA. AZKEN URTEOTAN ASKOZ ERRAZAGOA IZAN DA AURKITZEA, BAINA AURKITZEN EZ BADITUZU, LIMOI ARRUNTEK ONDO FUNTZIONATZEN DUTE.

1 libra Brusela kimu, moztuta eta hostoak kenduta

1 Kopako intxaur txikituta, txigortuta (ikuspunta)

⅓ Kopako Meyer limoi-zuku freskoa edo limoi-zuku arrunta

⅓ Kopako intxaur olioa edo oliba olioa

1 baratxuri ale, xehatuta

¼ koilaratxo piper beltz eho berria

1. Ebaki Bruselako kimuak xerra finetan, mozteko xafla batekin hornitutako janari-prozesadorean. Transferitu kimuak ontzi handi batera; gehitu intxaurrak txigortuak.

2. Ontzirako, ontzi txiki batean, konbinatu limoi zukua, olioa, baratxuria eta piperra. Bota entsalada gainean eta bota.

ENTSALADA MEXIKARRA

PRESTAKETA:20 minutu atsedenaldian: 2 eta 4 ordu Edaten: 4 anoa

EROSOTASUN PRODUKTU BATZUK DAUDEPALEO DIET®-N INTEGRA DAITEKEENA - ETA ONTZIRATUTAKO BROKOLI ENTSALADA DA HORIETAKO BAT. MOTA OHIKOENA BROKOLI, AZENARIO ETA AZA GORRI TXIKITUTAKO NAHASKETA DA. ETIKETAN DAUDEN OSAGAI BAKARRAK BADIRA, ERABILI LASAI. DENBORA AURREZTU DEZAKEZU, ETA GUZTIOK GEHIAGO ERABIL GENEZAKE.

1 tipula gorri txikia, erdira zatituta eta xerra mehean

¼ Kopako sagardo ozpina

1 ½ Kopako brokoli birrindua (paketatutako brokoli entsalada)

½ Kopako jicama zurituta, zerrenda meheetan moztuta

½ Kopako gerezi edo mahats tomateak, erdira zatituta

2 koilarakada cilantro freskoa txikituta

2 koilarakada aguakate olio

1 koilaratxo mexikar ongailu (ikusdiru-sarrerak)

1 aguakate ertaina, erdibitua, hazia, zuritu eta zatituta

1. Ontzi txiki batean, konbinatu tipula gorria eta ozpina. Tiroa estaltzeko. Sakatu tipula xerrak sardexka baten atzealdearekin. Estali eta utzi giro-tenperaturan 2 eta 4 orduz, noizean behin irabiatuz.

2. Ontzi handi batean, konbinatu brokolia, jicama eta tomateak. Koilara zirrikitu bat erabiliz, transferitu tipula brokoli nahasketarekin ontzira, ozpina erreserbatuz. Mugitu konbinatzeko.

3. Saltsarako, jarri ontzi batean gordetako ozpinaren 3 koilarakada (gainerako ozpina baztertu). Nahastu cilantroa, aguakate-olioa eta Mexikoko ongailuak. Brokoli nahasketa gainean bota, estaliz bota.

4. Ahuakatea nahastu goxo-goxo; berehala zerbitzatu.

MIHILU ENTSALADA

HASIERATIK AMAIERARA: 20 minutu egiten ditu: 4 eta 6 anoa

ESTRAGOIAK ETA MIHILUAK ANIS BAT DUTEEDO ERREGALIZ ZAPOREA. HORI APUR BAT GUTXIAGO NAHIAGO BADUZU, ORDEZKATU ESTRAGOIA PERREXIL FRESKOA TXIKITUTA.

2 mihilu erraboil txiki, muturrak moztuta eta xerratan zehar oso meheak*

2 apio zurtoin, xerra finetan moztuta, diagonalean

1 sagar gorri ertaina, hala nola Gala edo Honeycrisp, juliana moztuta

¼ Kopako oliba olioa

3 koilarakada xanpain ozpina edo ardo zuri ozpina

¼ koilaratxo piper beltza

2 eta 3 koilarakada estragoi freskoa txikituta

1. Entsaladarako, ontzi handi batean, konbinatu mihilua, apioa eta sagarra; alde batera utzi.

2. Ontzirako, ontzi txiki batean, konbinatu olioa, ozpina eta piper beltza. Bota entsalada gainean; parekatzeko jokatu. Estragoiarekin hautseztatu eta berriro nahastu.

*Aholkua: mihilua fin-fin mozteko, erabili mandolina bat. Juliana zuritzeko edo xerringa erabilgarria da sagarra juliana zerrendatan mozteko.

AZENARIO KREMATSUA ETA KOHLRABI ENTSALADA

PRESTAKETA: 20 minutu hoztuta: 4 eta 6 ordu Edaten du: 4 anoa

KOHLRABI POSIZIO BEREAN DAGOELA DIRUDIBRUSELAKO KIMUAK DUELA URTE BATZUK ZEUDEN, BERPIZKUNDE BATEN GAILURREAN, SUKALDARI BERRITZAILEEN ETA OSASUNAREKIKO KONTZIENTZIA DUTEN JALEAK NONAHI. AZAREN ERRABOILAREN SENIDE HAU KURRUSKARIA ETA MAMITSUA DA ETA GORDINIK EDO EGOSITA JAN DAITEKE. HEMEN, BIRRINDU ETA ENTSALADA KURRUSKARI BATEAN BOTATZEN DA, BAINA ZORAGARRIA DA APIO-ERROAREKIN EDO AZENARIOAREKIN ETA PUREAREKIN EGOSITA - EDO ETXEKO PATATAK BEZALAKO MAKIL LODIETAN MOZTUTA ERE, OLIBA OLIOTAN FRIJITUA ETA NAHI DUZUN NAHASKETAREKIN ONDUA (IKUS"ESPEZIA NAHASKETAK").

½ Kopako Paleo Mayo (ikusdiru-sarrerak)

2 koilarakada sagar sagardo ozpina

½ koilaratxo apio haziak

½ koilaratxo piperrautsa

½ koilaratxo piper beltza

2 kilo kohlrabi txiki edo ertain, zuritu eta lodi txikituta

3 azenario ertaine birrindua

1 piper gorri, erdibitua, hazia eta oso xerra finetan moztuta

Perrexil freskoa txikitua (aukerakoa)

1. Ontzi handi batean, konbinatu Paleo Mayo, ozpina, apio haziak, piperrautsa eta piperra. Poliki-poliki tolestu kohlrabi, azenarioak eta piperra.

2. Estali eta hoztu 4 eta 6 orduz. Mugitu ondo zerbitzatu aurretik. Nahi izanez gero, hautseztatu perrexila.

AZENARIO ONDUEN ENTSALADA

HASIERATIK AMAIERARA:20 minutuko egiten: 4 anoa<u>ARGAZKIA</u>

IPAR AFRIKAKO INSPIRATUTAKO AZENARIO ENTSALADA HAUEZIN DA ERRAZAGO EGITEA, BAINA ZAPOREAK ETA TESTURAK KONPLEXUAK ETA ZORAGARRIAK DIRA. PROBATU OILASKO ERREAREKIN TURMERIC ETA LIMOIAREKIN (IKUS<u>DIRU-SARRERAK</u>) EDO FRANTSES ESTILOKO ARKUME TXULETAK GRANADA-DATIL TXUTNEYAREKIN (IKUS<u>DIRU-SARRERAK</u>).

¼ Kopako perrexil freskoa txikitua

½ koilaratxo fin-fin birrindua limoi azala

¼ Kopako limoi-zuku freskoa

2 koilarakada oliba olio

¼ koilarakada ehoko kuminoa

¼ koilaratxo kanela hautsa

¼ koilaratxo piperrauts ketua

¼ koilaratxo piper gorria

2 edalontzi azenario birrindua

½ Kopako datilak txikituta

¼ Kopako tipulina xerratan

¼ Kopako gatz gabeko pistatxo gordinak txikituta

1. Ontzi handi batean, konbinatu perrexila, limoi-azala, limoi zukua, oliba olioa, kuminoa, kanela, piperrautsa eta piper gorri birrindua. Gehitu azenarioak, datak eta zerbitzariak; bota saltsarekin estaltzeko.

2. Zerbitzatu aurretik, entsalada hautseztatu pistatxoekin.

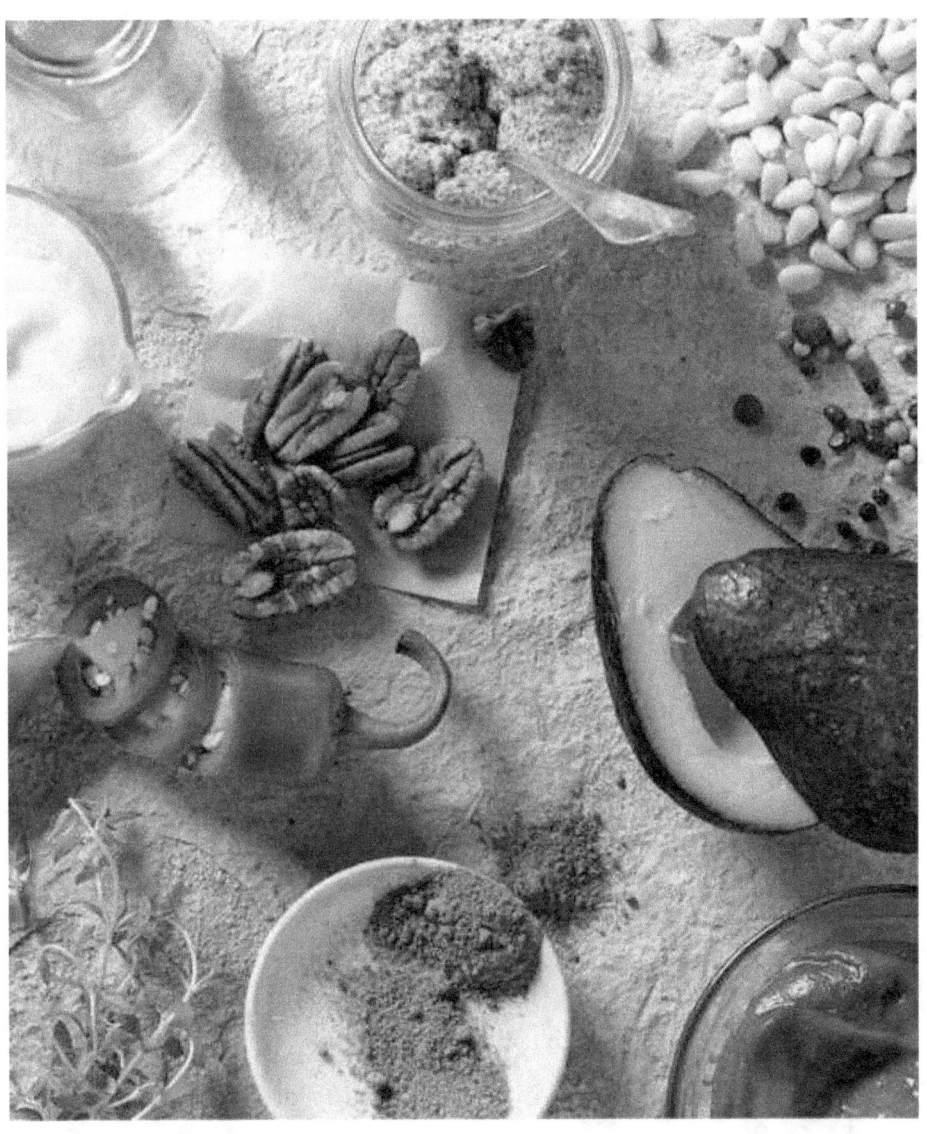

ARUGULA PESTOA

HASI ETA BUKA: 15 MINUTU EGITEN: ¾ KOPA

2 edalontzi ondo bildutako rugula hosto

⅓ Kopako intxaur txigortuak*

1 koilarakada limoi-azala fin-fin birrindua (2 limoitik)

1 baratxuri ale

½ Kopako intxaur olioa

¼ eta ½ koilaratxo piper beltza

1. Elikagai-prozesadorean, konbinatu arugula, intxaurrak, limoi azala eta baratxuria. Pultsu lodia ehotzen arte. Prozesadorea martxan dagoela, bota intxaur olioa korronte mehe batean ontzira. Ondu piperrez.

2. Erabili berehala edo zatitu nahi dituzun zatietan eta izoztu 3 hilabetez arte ondo estalitako ontzietan.

*Aholkua: intxaurrak txigortzeko, zabaldu geruza bakarrean labeko xafla batean. Labean 375 °F-tan 5 eta 10 minutuz edo sueztitu arte, fruitu lehorrak nahasiz edo zartagina astinduz behin edo bitan. Erabili aurretik guztiz hozten utzi.

ALBAHAKA PESTOA

HASIERATIK AMAIERA: 15 MINUTU EDATEN DU: 1 ½ EDALONTZI

2 edalontzi ontziratutako albahaka hosto freskoa

1 Kopako ontziratutako hosto lau perrexila freskoa

3 baratxuri ale

½ Kopako pinu erreak (ikus punta, goian)

1 kopa oliba olio

¼ koilaratxo piper beltz eho berria

1. Elikagai-prozesadorean, konbinatu albahaka, perrexila, baratxuria eta pinaziak. Pultsu lodia ehotzen arte. Prozesadorea martxan dagoela, bota olioa korronte mehe batean ontzira. Ondu piperrez.

2. Erabili berehala edo izoztu nahi dituzun zatietan 3 hilabetez arte, ondo estalitako ontzietan.

MARTORRI PESTOA

HASI ETA BUKA: 15 MINUTU EGITEN: ¾ KOPA

2 edalontzi arin jositako cilantro hosto freskoak

⅓ Kopako pekan erdiak, txigortuak (ikus punta, goian)

1 koilarakada laranja azala fin birrindua (laranja handi batetik)

1 baratxuri ale

½ Kopako aguakate olioa

⅛ koilaratxo piper kaiena

1. Elikagai-prozesadore batean, konbinatu cilantroa, intxaurrak, laranja azala eta baratxuria. Pultsu lodia ehotzen arte. Prozesadorea martxan dagoela, bota aguakate-olioa korronte mehe batean ontzira. Ondu Cayenne piperrez.

2. Erabili berehala edo izoztu nahi dituzun zatietan 3 hilabetez arte, ondo estalitako ontzietan.

ENTSALADA APAINGARRIAK

PALEOA JATEKO MODURIK ERRAZENETAKO BAT HARAGI ZATI BAT PLANTXAN EDO ERRETZEA ETA ENTSALADA HANDI BATEKIN HASTEA DA. KOMERTZIALKI BOTILATUTAKO APAINGARRIAK GATZ, AZUKRE ETA GEHIGARRIZ BETETA DAUDE. ONDORENGO SALTSAK FRESKOTASUNARI ETA ZAPOREARI BURUZKOAK DIRA. GORDE HONDARRAK HOZKAILUAN 3 EGUNEZ EDO ERABILI OZPIN-OZPIN BAT MARINADA GISA.

Zitriko ozpin distiratsua|Frantziako ozpin-ozpin klasikoa|Mango eta Lime Entsalada Apainketa|Baratxuri Ozpin Ozpin Errea|Pinu Intxaur Saltsa Txigortua

ZITRIKO OZPIN DISTIRATSUA

HASIERATIK AMAIERARA: 20 minutu egiten ditu: 2 edalontzi inguru

¼ Kopako txalota txikituta

2 koilarakada laranja azal fin-fin birrindua

2 koilarakada limoi-azala fin-fin birrindua

2 koilarakada limoi-azala fin-fin birrindua

½ Kopako laranja zuku freskoa

¼ Kopako limoi-zuku freskoa

¼ Kopako limoi-zuku freskoa

2 koilarakada Dijon estiloko mostaza (ikus diru-sarrerak) edo 1 koilarakada mostaza lehorra

⅔ Kopako oliba olioa

¼ Kopako perrexil freskoa, tipulina, estragoia edo albahaka txikituta

½ koilaratxo 1 piper beltz

1. Ontzi ertain batean, konbinatu txalotak, zitrikoen azalak, zitriko zukuak eta Dijon erako mostaza; utzi atseden 3 minutuz. Gehitu olioa pixkanaka emultsionatu arte. Gehitu belarra eta piperra.

FRANTZIAKO OZPIN-OZPIN KLASIKOA

PRESTAKETA:5 minutu atsedenaldian: 15 minutu egiten ditu: 1¼ edalontzi inguru

6 koilarakada limoi fresko zuku

3 txalota, zuritu eta txikituta

1 ½ koilarakada Dijon mostaza (ikus diru-sarrerak)

1 kopa oliba olio

1 koilarakada tipulina fin-fin txikituta (aukerakoa)

1 koilarakada italiar perrexila fin-fin txikituta (hosto laua) (aukerakoa)

2 koilarakada estragoi freskoa fin-fin txikituta (aukerakoa)

1. Ontzi ertain batean, konbinatu limoi zukua eta txalota. Utzi 15 minutuz atseden.

2. Irabiatu Dijon erako mostaza. Poliki-poliki irabiatu oliba olioa korronte oso fin batean nahasketa loditu eta emultsionatu arte. Ozpin zaporea. Oso zorrotza bada, irabiatu Dijon estiloko mostaza edo oliba olio gehiago nahi duzun moduan.

3. Nahi izanez gero, zerbitzatu aurretik, nahastu belarrak. Berdeak ozpin-gretarekin janzterakoan, gehitu piper beltza pikatu berria ontzira eta nahastu. Gorde ozpin-ozpina ondo estalitako ontzi batean hozkailuan astebetez.

MANGO ETA LIME ENTSALADA APAINKETA

HASIERATIK AMAIERARA: 10 minutu egiten ditu: kopa 1 inguru

1 mango heldu txikia, zurituta, zurbilduta eta gutxi gorabehera txikituta

3 koilarakada intxaur edo koko olioa

1 koilaratxo fin-fin birrindua limoi azala

2 koilarakada limoi freskoa

2 koilarakada jengibre freskoa birrindua

piper piper kaiena

1 koilarakada ur (aukerakoa)

1. Elikagai-prozesadorean edo irabiagailuan, konbinatu mangoa, intxaur olioa, limoi azala, limoi zukua, jengibrea eta piperbeltza. Estali eta prozesatu edo nahastu leuna arte. Beharrezkoa izanez gero, saltsa urarekin diluitu nahi duzun koherentziaraino. Estali eta gorde aste 1 arte hozkailuan. Koko olioa erabiltzen baduzu, jarri saltsa giro-tenperaturara erabili aurretik.

BARATXURI OZPIN OZPIN ERREA

PRESTAKETA:5 minutu Errea: 30 minutu Egonean: 2 ordu eta 5 minutu Ematen du: 1¼ edalontzi inguru

1 baratxuri ertaina

¾ Kopako oliba olioa

¼ Kopako limoi-zuku freskoa

1 koilarakada greziar oregano lehorra, birrindua

1. Berotu labea 400 °F-ra. Ebaki ¼ hazbeteko baratxuri erraboilaren mutur estua; busti koilaratxo 1 oliba olioarekin. Baratxuria aluminio paperean bildu. Erre 30 eta 35 minutuz edo baratxuria urre kolorekoa eta oso samurra izan arte. Hotza; buelta eman eta bonbillako baratxuri aleak ontzi txiki batean estutu. Oratu ore leun batean.

2. Ontzi ertain batean, konbinatu limoi zukua eta oreganoa. Utzi 5 minutuz atseden. Irabiatu gainerako olioa. Baratxuri errea irabiatu. Utzi ozpin-olioa giro-tenperaturan 2 orduz erabili edo hoztu aurretik. Gorde hozkailuan aste 1 arte.

PINU INTXAUR SALTSA TXIGORTUA

PRESTAKETA:10 minutu egiten ditu: kopa 1 inguru

⅔ Kopako pinu (4 ontza), txigortuak (ikus<u>punta</u>)

1 koilaratxo oliba olioa

½ edalontzi ur

¼ Kopako limoi-zuku freskoa

1 baratxuri ale, xehatuta

¼ koilaratxo piperrauts ketua

⅛ koilaratxo piper kaiena

1. Irabiagailuan edo elikagai-prozesadorean, konbinatu pinaziak eta oliba olioa. Estali eta nahastu edo prozesatu leuna arte. Gehitu ura, limoi zukua, baratxuria, piperrautsa eta Cayenne piperra. Estali eta nahastu edo prozesatu leuna arte.

ESPEZIA

KETCHUP, MOSTAZA ETA MAIONESA EZ DIRA BAKARRIK BALORATZEN, ZABALTZEKO ETA SALTSA GISA, BAIZIK ETA ERREZETETAN FUNTSEZKO ELEMENTUAK DIRA AROMATIZATZAILE ETA LOTZAILE GISA, BAINA GATZAK, AZUKREA ETA KONTSERBATZAILEAK EKOIZTUTAKO ONGAILUETAN EZ DUTE LEKURIK ERREALEAN. PALEO DIET®. HURRENGO BERTSIOAK EZIN HOBETO PALEO ETA ZAPOREZ BETEAK DIRA. UDARIK EZ LITZATEKE OSOA IZANGO PATIOKO BARBAKOA ETA PARRILLAN ERRETAKO HARAGI KETUA GABE, BERAZ, GATZIK ETA AZUKRERIK GABEKO BARBAKOA SALTSA ERE SARTU DUGU. HARISSA TUNISIAKO SALTSA PIKANTEA DA. CHIMICHURRI ARGENTINAKO BELAR SALTSA GAZIA DA.

Dijon estiloko mostaza|harissa|paleo ketchup|Barbakoa saltsa|Chimichurri saltsa|paleo maiatza

DIJON ESTILOKO MOSTAZA

PRESTAKETA: 10 minutu atsedenaldian: 48 ordu Edaten: 1¾ edalontzi

¾ Kopako mostaza hazi marroiak

¾ Kopako gozoki gabeko sagar zukua edo sagardoa

¼ Kopako ardo zuri ozpina

¼ Kopako ardo zuri lehorra edo ura

½ koilaratxo turmeric

1 eta 2 koilarakada ur

1. Beirazko ontzi batean, konbinatu mostaza haziak, sagar zukua, ozpina, ardoa eta turmeric. Estali ondo eta utzi giro-tenperaturan 48 orduz.

2. Transferitu nahasketa potentzia handiko irabiagailu batera.* Estali eta nahastu leun arte, nahi den koherentzia lortzeko nahikoa ur gehituz. Aire burbuilak sortzen badira, gelditu eta nahastu nahasketa. Ehundura leunagoa lortzeko, sakatu amaitutako mostaza sare fineko bahe baten bidez.

3. Erabili berehala edo gorde hozkailuan ondo estalitako ontzi batean hilabete 1 arte. (Zaporea leunduko da gordetzean.)

*Oharra: ohiko irabiagailu bat erabil dezakezu eta abiadura handian prozesatu; mostaza ehundura ez da leuna izango.

HARISSA

PRESTAKETA: 20 minutu atsedenaldian: 20 minutu egiten ditu: 2 edalontzi inguru

8 guajillo txilin, despatxatuak eta haziak (ikus punta)

8 antxo txilin, despatxatuak eta haziak (ikus punta)

½ koilaratxo koilaratxo alkarabi haziak

¼ koilarakada martorri haziak

¼ koilaratxo kumino haziak

1 koilaratxo menda lehorra

¼ Kopako limoi-zuku freskoa

3 koilarakada oliba olio

5 baratxuri ale

1. Jarri guajilloa eta antxoak ontzi handi batean. Gehitu nahikoa ur irakin piperrak estaltzeko. Utzi 20 minutuz edo bigundu arte.

2. Bitartean, zartagin txiki batean, konbinatu kumino haziak, martorri haziak eta kumino haziak. Txigortu espeziak su ertainean 4 edo 5 minutuz edo usaintsu arte, zartagina maiz astinduz. Utzi hozten. Transferitu erretako haziak espeziak artezteko; gehitu menda. Ehotzeko hauts batera. Alde batera utzi.

3. Xukatu piperrak; transferitu piperrak elikagai-prozesadore batera. Gehitu beheko espeziak, limoi zukua, oliba olioa eta baratxuria. Estali eta prozesatu leuna arte. Eraman

ezazu ondo itxitako beira batera edo erreaktiborik gabeko ontzi batera. Gorde hozkailuan hilabete 1 arte.

PALEO KETCHUP

PRESTAKETA:10 minutu Stand: 10 minutu Labean: 20 minutu Hozten: 30 minutu Etzen du: 3½ edalontzi inguru

- ½ Kopako mahaspasekin
- 1 28 ontzako gatz gabeko tomate-purea
- ½ Kopako sagardo ozpina
- 1 tipula txiki, txikituta
- 1 baratxuri ale, xehatuta
- ¼ koilaratxo pipea
- ¼ koilaratxo kanela hautsa
- ⅛ koilaratxo sagar xehatua
- ⅛ koilaratxo xehatutako ale
- ⅛ koilaratxo piper kaiena
- ⅛ koilaratxo piper beltza

1. Ontzi txiki batean, estali mahaspasak ur irakinarekin. Utzi 10 minutuz atseden; hustuketa.

2. Kazola ertain batean, konbinatu mahaspasak, tomate purea, ozpina, tipula, baratxuria, piperbeltza, kanela, maza, ale, piperbeltza eta piper beltza. Ekarri irakiten; beroa murriztu. Egosi, estali gabe, 20 eta 25 minutuz edo tipula bigundu arte, maiz irabiatuz nahasketa erre ez dadin. (Kontuz; nahasketa zipriztinduko da egosten doan heinean.)

3. Kendu sutik. Utzi hozten 30 minutu inguru edo apur bat epel arte. Transferitu potentzia handiko irabiagailua* edo elikagai-prozesadore batera. Estali eta prozesatu edo nahastu nahi duzun koherentziarekin.

4. Banatu kristalezko bi pote garbiren artean. Erabili berehala edo izoztu 2 hilabetez. Gorde hozkailuan hilabete 1 arte.

*Oharra: ohiko irabiagailu bat erabil dezakezu, baina koherentzia ez da leuna izango.

BARBAKOA SALTSA

HASIERATIK AMAIERARA: 45 minutu egiten ditu: 4 edalontzi inguru

2 kilo tomate roma helduak, luzera laurdenak eta haziak

1 tipula gozo handi, xerra mehean

1 piper gorri, erdibitua eta hazia

2 piper poblano, erdira banatuta eta hazia (ikus <u>punta</u>)

2 koilarakada ongarri ketua (ikus <u>diru-sarrerak</u>)

2 koilarakada oliba olio

½ Kopako laranja zuku freskoa

⅓ kopa mahaspasekin

3 koilarakada sagardo ozpin

2 koilarakada tomate ore

1 koilarakada baratxuri xehatua

⅛ koilaratxo xehatutako ale

1. Ontzi handi batean, tomateak, tipula, piperra, piperbeltza, ongailu ketua eta olioa konbinatu. Jarri barazkiak plantxan saski batean. Egur-ikatza edo gas parrilla baterako, jarri parrillako saskia parrillan zuzenean su ertainean. Estali eta parrillan 20 eta 25 minutuz edo oso samurrak eta ikatz arte, noizean behin irabiatuz; kendu parrillatik eta utzi pixka bat hozten.

2. Kazola txiki batean, berotu laranja zukua irakiten. Kendu zartagina sutik eta gehitu mahaspasak; utzi atseden 10 minutuz.

3. Elikagai-prozesadorean edo irabiagailuan, konbinatu plantxan barazkiak, mahaspasa nahasketa, ozpina, tomate-pasta, baratxuria eta ale. Estali eta prozesatu edo nahastu oso leuna izan arte, behar den neurrian aldeak urratuz. Transferitu barazki nahasketa lapiko handi batera. Ekarri sutan; egosi nahi duzun koherentzia arte.

CHIMICHURRI SALTSA

HASIERATIK AMAIERARA: 20 minutu egiten ditu: 2 edalontzi inguru

2 edalontzi italiar perrexil freskoa (hosto laua)

2 edalontzi arin bilduta cilantro

½ Kopako menda arin josia

½ Kopako tipulin txikitua

1 koilarakada baratxuri xehatua (6 ale)

⅓ Kopako ardo beltz ozpin

Sufrerik gabeko 2 abrikot lehor, fin-fin txikituta

⅛ koilaratxo piper gorria

¾ Kopako oliba olioa

1. Elikagai-prozesadorean edo irabiagailuan, konbinatu osagai guztiak. Estali eta bota edo prozesatu osagaiak fin-fin txikitu eta konbinatu arte, behar den neurrian aldeak urratuz.

PALEO MAIATZA

PRESTAKETA:45 minutuko atsedenaldia: 45 minutukoa: 3½ edalontzi

1 arrautza handi edo oso handia

1 koilarakada limoi zuku freskoa edo ardo zuri ozpina

½ koilaratxo mostaza lehorra

1 Kopako intxaur, aguakatea edo oliba olioa, giro-tenperaturan*

1. Utzi arrautza giro-tenperaturan 30 minutuz.

2. Apurtu arrautza kristalezko ontzi altu eta estu batean (aho zabaleko mason pote batek ondo funtzionatzen du). Gehitu limoi zukua eta mostaza lehorra.

3. Kontu handiz bota olioa. Utzi arrautza potearen hondoan finkatzen, olioaren azpian.

4. Sartu murgiltze-irabiagailu bat eta bultzatu potearen hondoraino. Piztu osoa eta utzi martxan 20 segundoz mugitu gabe. Maionesa sortzen hasiko da eta lapikoaren goialdera igoko da. Poliki-poliki, hasi irabiagailua altxatzen ontziaren goialdera iritsi arte. Erabili maionesa berehala edo gorde hozkailuan aste 1 arte.

Paleo Aïoli (Baratxuri Mayo): Gehitu baratxuri ale xehatu 1 limoi zukuarekin eta mostaza 2. urratsean.

Belar Paleo Mayo: tolestu 2 koilarakada txikitutako belar freskoa amaitutako maionesan. Aukera onak tipulina, perrexila, estragoia eta albahaka dira - bakarrik edo edozein konbinaziotan.

Wasabi Paleo Mayo: Gehitu 1 koilarakada natural eta kontserbatzailerik gabeko wasabi hauts limoi zukuari eta mostazari 2. urratsean.

Chipotle Paleo Mayo: Gehitu 2 eta 3 koilarakada chipotle hauts limoi zukuarekin eta mostaza 2. urratsean.

*Oharra: Oliba olio birjina estra erabiltzen baduzu, oliba zaporea nabaria izango da maionesan. Zapore leunagoa izateko, erabili intxaur edo aguakate olioa.

ONGAILU NAHASKETAK

NAHASKETA POLIFAZETIKO HAUEK GUZTIZ GATZIK GABEKOAK DIRA ETA ZAPORE UGARI ESKAINTZEN DITUZTE.

Limoi belar ontzea|Mediterraneoko ongailuak|ongailu mexikarra|ongarri ketua|cajun ongailu|Jamaikako Jerk ontzea

LIMOI BELAR ONTZEA

HASIERATIK AMAIERARA: 5 minutu egiten ditu: ½ kopa inguru

6 koilarakada limoi azala lehorra

1 koilarakada Provence belar

2 koilarakada tipula hautsa

1 koilaratxo piper beltz

1. Ontzi txiki batean, konbinatu limoi azala, Provenceko belarrak, tipula hautsa eta piperra. Gorde ontzi hermetiko batean giro-tenperaturan 6 hilabetez. Erabili aurretik irabiatu edo astindu.

MEDITERRANEOKO ONGAILUAK

HASIERATIK AMAIERARA: 10 minutu egiten ditu: ⅓ kopa inguru

2 koilarakada mihilu haziak

1 koilarakada erromero lehorra

1 koilarakada oregano lehorra

1 koilarakada ezkaia lehorra

2 koilarakada baratxuri granulatu kontserbatzailerik gabe

1 koilarakada limoi azala lehorra

1. Zartagin txiki lehor batean, txigortu mihilu-haziak su ertain-baxuan 1-2 minutuz edo lurrintsu arte, tarteka zartagina astinduz. Kendu sutik; hoztu 2 minutu inguru. Transferitu haziak espeziak artezteko; hauts batera birrindu. Gehitu erromeroa; birrindu erromeroa ehotu arte. Transferitu mihilua eta erromeroa ontzi txiki batera. Nahastu oreganoa, ezkaia, baratxuria eta limoi azala. Gorde ontzi hermetiko batean giro-tenperaturan 6 hilabetez. Erabili aurretik irabiatu edo astindu.

ONGAILU MEXIKARRA

HASIERATIK AMAIERARA: 5 minutu egiten ditu: ¼ kopa inguru

1 koilarakada kumino haziak

4 koilarakada piperrautsa

1 koilarakada baratxuri pikortu kontserbatzailerik gabe

1 koilaratxo oregano lehorra

½ eta 1 koilaratxo beheko chipotle piperra edo Cayenne piperra (aukerakoa)

½ koilaratxo kanela hautsa

¼ koilarakada beheko turmeric

1. Zartagin txiki lehor batean, txigortu kumino-haziak su ertain-baxuan 1-2 minutuz edo lurrintsu arte, tarteka zartagina astinduz. Kendu sutik; hoztu 2 minutu inguru. Transferitu haziak espeziak artezteko; kuminoa xehatu. Transferitu kuminoa ontzi txiki batera. Nahastu piperrautsa, baratxuria, oreganoa, chipotle piperra (erabiliz gero), kanela eta turmeric. Gorde ontzi hermetiko batean giro-tenperaturan 6 hilabetez. Erabili aurretik irabiatu edo astindu.

ONGARRI KETUA

HASIERATIK AMAIERARA: 5 minutu egiten ditu: ½ kopa inguru

¼ Kopako piperrauts ketua

4 koilarakada laranja azal lehorra

2 koilarakada baratxuri hautsa

1 koilaratxo tipula hautsa

1 koilaratxo ehoa ale

1 koilaratxo albahaka lehorra

1. Ontzi txiki batean, konbinatu piperrauts ketua, laranja azala, baratxuri-hautsa, tipula-hautsa, ale eta albahaka lehorra. Gorde ontzi hermetiko batean giro-tenperaturan 6 hilabetez. Erabili aurretik irabiatu edo astindu.

CAJUN ONGAILU

HASIERATIK AMAIERARA: 5 minutu egiten ditu: ⅓ kopa inguru

2 koilarakada piperrautsa

1 koilarakada baratxuri hauts

1 koilarakada tipula hautsa

2 koilarakada ezkaia lehorra, birrindua

2 koilarakada piper zuri

1½ koilarakada piper beltza

1 koilaratxo piper kaiena

1 koilaratxo oregano lehorra, birrindua

1. Ontzi txiki batean, konbinatu piperrautsa, baratxuri-hautsa, tipula-hautsa, ezkaia, piper zuria, piper beltza, piperbeltza eta oreganoa. Gorde ontzi hermetiko batean 6 hilabetez. Erabili aurretik irabiatu edo astindu.

JAMAIKAKO JERK ONTZEA

HASIERATIK AMAIERARA: 5 minutu egiten ditu: ¼ kopa inguru

1 koilarakada tipula hautsa

1 koilarakada ezkaia lehorra, birrindua

1 koilarakada eta erdi pipea

1 koilaratxo piper beltz

½ koilaratxo beheko intxaur muskatua

½ koilaratxo kanela hautsa

½ koilaratxo xeheko ale

¼ koilaratxo piper kaiena

1. Ontzi txiki batean, konbinatu tipula hautsa, ezkaia, piperbeltza, piper beltza, intxaur muskatua, kanela, ale eta piperbeltza. Gorde ontzi hermetiko batean leku fresko eta lehor batean 6 hilabetez. Erabili aurretik irabiatu edo astindu.

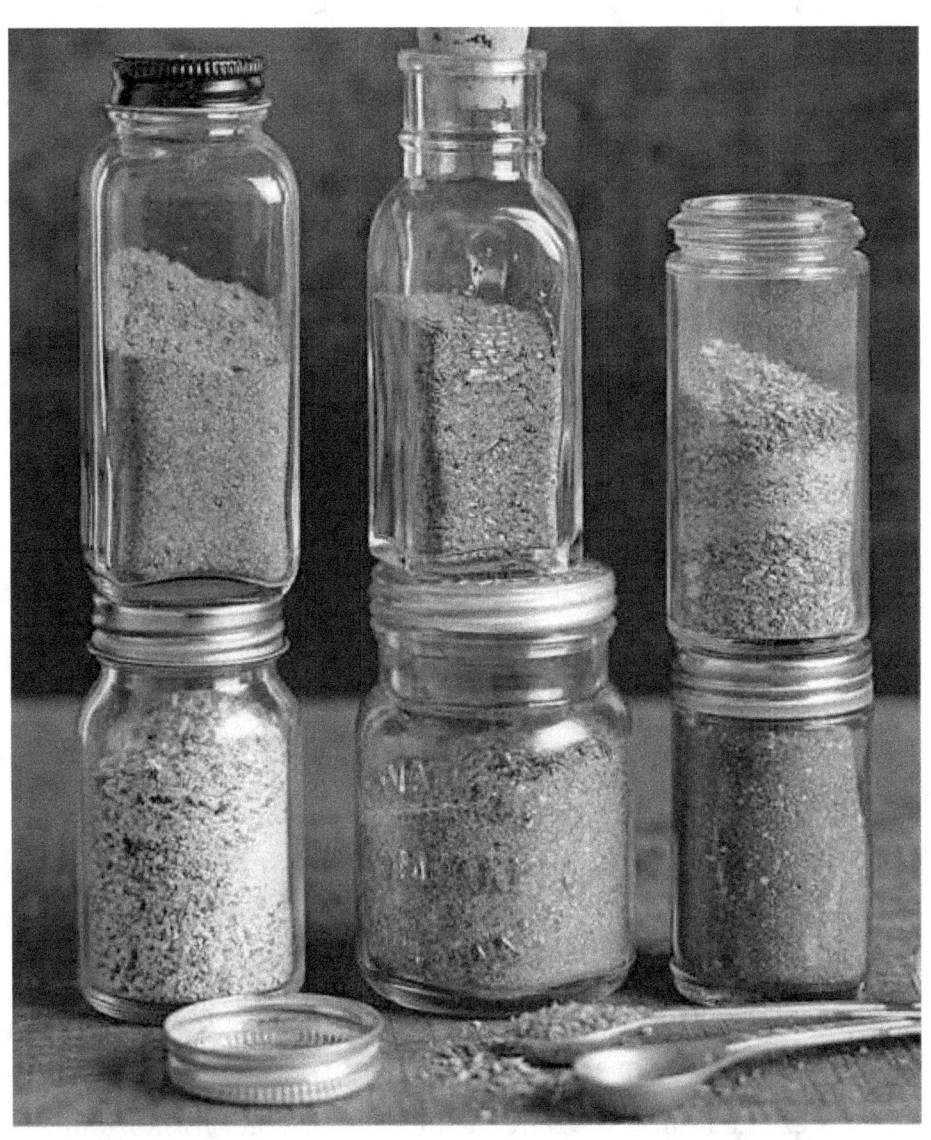

MIHILU-ZITRIKOAK PERREXILA

HASIERATIK AMAIERARA: 20 minutu egiten ditu: 3 ½ edalontzi inguru

1 Kopako zati laranja zati* edo kumquats (2 laranja txiki)

1 Kopako pomelo zati gorri* (1 eta 2 pomelo txiki)

¾ Kopako mihilu birrindua** (erdi bonbilla inguru)

½ Kopako granada haziak edo piperrautsa zatituta

¼ Kopako estragoi xehatua edo albahaka freskoa

¼ Kopako perrexil freskoa txikitua

¼ koilaratxo piper beltza

1. Ontzi handi batean, poliki-poliki nahastu laranja, pomeloa, mihilua, granada haziak, estragoia, perrexila eta piperra konbinatu arte. Zerbitzatu salsa arrain, itsaski edo oilasko potxarekin edo plantxan.

*Aholkua: zitrikoak zatitzeko, moztu fruta oso baten goiko eta beheko aldea. Jarri ebakitako alde bat ebakitzeko taula batean eta erabili labana bat azala mozteko, fruituaren kurba naturalari jarraituz. Azala kendu ondoren, eutsi fruta ontzi baten gainean eta moztu mintzen bi aldeetatik zatiak ontzian askatzeko. Segmentuak kendu ondoren, estutu mintza ontziaren gainean zukua ateratzeko. Mintza baztertu.

**Aholkua: mihilua bizarra egiteko, moztu zurtoinak mihilu erraboil bati eta moztu erraboila erditik goitik behera.

Ebaki nukleoa triangelu forman. Mandolina edo sukaldariaren aizto oso zorrotza erabiliz, moztu mihilua ahalik eta meheen.

AHUAKATE SALSA KURRUSKARIA

HASIERATIK AMAIERARA: 20 minutu egiten ditu: 1 ½ edalontzi inguru

½ koilaratxo fin-fin birrindua limoi azala

2 koilarakada limoi freskoa

1 koilarakada aguakate olioa edo oliba olioa

¼ koilarakada ehoko kuminoa (aukerakoa)

¼ koilarakada martorri ehoa (aukerakoa)

1 aguakatea, zurituta, hazia eta zatituta*

½ Kopako hazirik gabeko eta txikitutako pepino ingelesa

½ Kopako errefau gorriak txikituta

¼ Kopako tipulina xerra finetan

¼ Kopako cilantro freskoa txikituta

Jalapeño edo serrano piper erditik 1era, hazia eta txikituta (ikus punta)

1. Ontzi ertain batean, konbinatu limoi azala, limoi zukua, olioa eta, nahi izanez gero, kuminoa eta cilantroa. Gehitu aguakatea, pepinoa, errefautxoa, zeriola, cilantroa eta piperra. Nahasi poliki-poliki uniformeki estali eta konbinatu arte.

*Aholkua: aguakatea ondo mozteko, erditik moztu eta fruitua hazia. Labana txiki bat erabiliz, moztu gurutzatutako lerroak erdi bakoitzaren haragian azalera arte, karratu txikiak sortzeko. Koilara bat erabiliz, astiro-astiro jarri ebakitako haragia ontzian. Ahuakate kubo txikiak izan behar dituzu.

TIPULA GOZOA ETA PEPINO SALTSA MENDA ETA THAILANDIAR TXILIAREKIN

PRESTAKETA:20 minutu hoztuta: 2 ordu Etzen du: 1 ½ edalontzi inguru

Hazirik gabeko pepino baten erdia, fin-fin txikituta

1 tipula gozo txiki, fin-fin txikituta

1 edo 2 pipermin fresko txikituta (ikus punta), edo thailandiar chile lehorrak, birrinduak

¼ Kopako menda freskoa txikituta

½ koilaratxo fin-fin birrindua limoi azala

2 koilarakada limoi freskoa

2 koilarakada cilantro freskoa txikituta

½ koilarakada martorri ehoa

1. Ontzi ertain batean, konbinatu pepinoa, tipula, chile(k), menda, limoi azala, limoi zukua, cilantroa eta martorri. Nahastu astiro-astiro konbinatzeko.

2. Estali eta hozkailuan zerbitzatu aurretik gutxienez 2 orduz.

ANANA ERRETAKO SALSA BERDEA

PRESTAKETA:15 minutu parrillan: 5 minutu Edaten du: 4 edalontzi

Anana fresko baten erdia, zuritu eta zulo txikituta

10 tomate fresko ertain, zuritu eta erdibituta

½ Kopako piper berde edo gorri txikitua

¼ Kopako cilantro freskoa txikituta

3 koilarakada tipula gorri txikitua

2 koilarakada limoi freskoa

1 jalapeno, hazia eta txikituta (ikus punta)

1. Moztu anana ½ hazbeteko xerretan. Egur-ikatza edo gas parrilla baterako, jarri anana parrillan zuzenean su ertainean. Estali eta parrillan 5 eta 7 minutuz edo anana apur bat igurtzi arte, plantxan erdian bira emanez. Hoztu anana guztiz. Pikatu anana; neurtu 1½ edalontzi, gehigarririk beste erabilera baterako gordez.

2. Moztu fin-fin tomateak mozteko xafla batekin hornitutako janari-prozesadorean. Jarri txikitutako tomateak ontzi ertain batean. Nahastu piperra, cilantroa, tipula, limoi zukua eta jalapeñoa. Nahastu 1 ½ Kopako anana plantxan. Estali eta hozkailuan 3 egun arte.

ERREMOLATXA GORRI SALTSA

PRESTAKETA:20 minutu Errea: 45 minutu Hoztu: ordu 1 Hoztu: ordu 1 Etzen du: 5 edalontzi inguru salsa

1 ½ kilo erremolatxa txikia

2 koilarakada oliba olio

1 pomelo gorri errubi edo 2 odol laranja, xerratan (ikus punta) eta txikituta

½ Kopako granada haziak

1 txalota txikia, fin-fin txikituta

1 piper serrano, hazia eta fin-fin txikituta (ikus punta)

½ Kopako cilantro freskoa txikituta

1. Berotu labea 400 °F-ra. Moztu erremolatxaren gailurrak eta sustrai-muturrak; jarri aluminiozko paper handi baten erdian. Ura oliba olioarekin. Altxatu paperaren muturrak eta tolestu zigilatzeko. Labean 45-50 minutuz edo bigundu arte. Utzi guztiz hozten. Erremolatxa zuritu eta fin-fin txikitu.

2. Ontzi ertain batean, konbinatu txikitutako erremolatxa, pomeloa, granada haziak, txalotak, cilantroa eta serrano piperra. Hoztu gutxienez ordu 1 zerbitzatu aurretik.

KREMAK ETA GURINAK

PALEO DIET®-K ESNEKIAK BARNE HARTZEN EZ DITUEN ARREN, ERREZETA BATEAN ZERBAIT FRESKO ETA KREMATSUAREN UKITU BATEK ASKO LAGUNTZEN DU. ANAKARDO KREMA DA IRTENBIDEA. ANKARDO GORDINAK ETA GATZIK GABEKO URETAN BUSTIZ EGITEN DA (AHAL DELA GAU OSOAN ZEHAR) ETA IRABIAGAILUAN UR FRESKOAREKIN EHOTUZ, OSO LEUN ARTE. EMAITZA IZUGARRI POLIFAZETIKOA DA. LIMA ETA CILANTROZ INFUSIOA IZAN DAITEKE ETA TAKOEN GAINEAN ZIPRIZTINDUTA EDO KANELA ETA BAINILA ESTRAKTUAREKIN NAHASTU ETA FRUTA BEROA LABEAN EGITEKO APAINGARRI GISA ERABIL DAITEKE. PINU-INTXAUR GURINA TAHINIAREN ORDEZKO ONA DA DIPS ETA SALTSETAN.

anaardo krema|pinu gurina

ANAARDO KREMA

PRESTAKETA:5 minutu atsedenaldian: 4 ordu gauez egiten: 2 edalontzi inguru

1 Kopako gatzik gabeko anaardo gordinak
Ura

1. Garbitu anaardoak; xukatu eta jarri ontzi edo pitxer batean. Gehitu nahikoa ur hazbete inguru estaltzeko. Estali eta utzi giro-tenperaturan gutxienez 4 orduz eta ahal dela gau osoan zehar.

2. Xukatu anaardoak; ur hotzaren azpian garbitu. Jarri anaardoak indar handiko irabiagailuan* eta gehitu edalontzi bat ur; prozesatu leuna arte, alboak urratuz.

3. Gorde anaardo-krema ontzi hermetiko batean hozkailuan astebetez.

*Oharra: ohiko irabiagailu bat erabil dezakezu eta goian prozesatu; kremaren ehundura ez da leuna izango.

PINU GURINA

HASIERATIK AMAIERA: 10 MINUTU ETZEN DU: 1 KOPA

2 edalontzi pinazi

3 koilarakada aguakate olio

1. Zartagin handi batean, txigortu pinaziak su ertainean 5-8 minutuz edo urreztatu arte, maiz irabiatuz. Hoztu pixka bat. Jarri fruitu lehorrak eta olioa potentzia handiko irabiagailuan. Prozesatu leuna arte. Gorde ontzi hermetiko batean hozkailuan 2 astez.

TXOKOLATEZ ESTALITAKO SAGAR TXIP

PRESTAKETA:15 minutu labean: 2 ordu Egonean: ordu 1 eta 30 minutu Edaten du: 6 eta 8 anoa

AZUKREZ BETETAKO TXOKOLATE OSO PROZESATUAEZ DA PALEO OSAGAIA. BAINA KAKAO ETA BAINILAZ SOILIK EGINDAKO TXOKOLATEA GUZTIZ ONARGARRIA DA. FRUITUAREN GOZOTASUN NATURALAK TXOKOLATEAREN ZAPORE ABERATSAREKIN KONBINATUTA, PATATA FRIJITU KURRUSKARI ETA MEHE HAUEK BENETAKO GOZAGARRI BIHURTZEN DITU.

2 Honeycrisp edo Fuji sagar, zulo txikituta*

3 ontza gozoki gabeko txokolatea, hala nola, Scharffen Berger 99% kakao-barra, txikituta

½ koilaratxo koilaratxo findu gabeko koko olioa

¼ Kopako intxaurrak edo intxaurrak txikituta, txigortuak (ikus punta)

1. Berotu labea 225 °F-ra. Bi labeko zartagin handi pergamino paperarekin forratu; alde batera utzi. Mandolina bat erabiliz, sagarrak gurutzatu xehatu. Jarri sagar xerrak geruza bakarrean prestatutako orrietan. (Guztira 24 xerra izan beharko dituzu.) Egosi sagar xerrak 2 orduz, egosketa denboraren erdian behin buelta emanez. Itzali labea; utzi sagar xerrak labean 30 minutuz.

2. Kazola txiki batean, berotu txokolatea eta koko olioa su motelean, etengabe nahastuz, leun arte. Bota sagar xerrak txokolate urtuarekin. Intxaurrak hautseztatu. Utzi giro-tenperaturan ordubete inguru edo txokolatea ezarri arte.

*Aholkua: muina moztu dezakezu labana erabiliz, baina sagar zuritu batek asko errazten du lan hau.

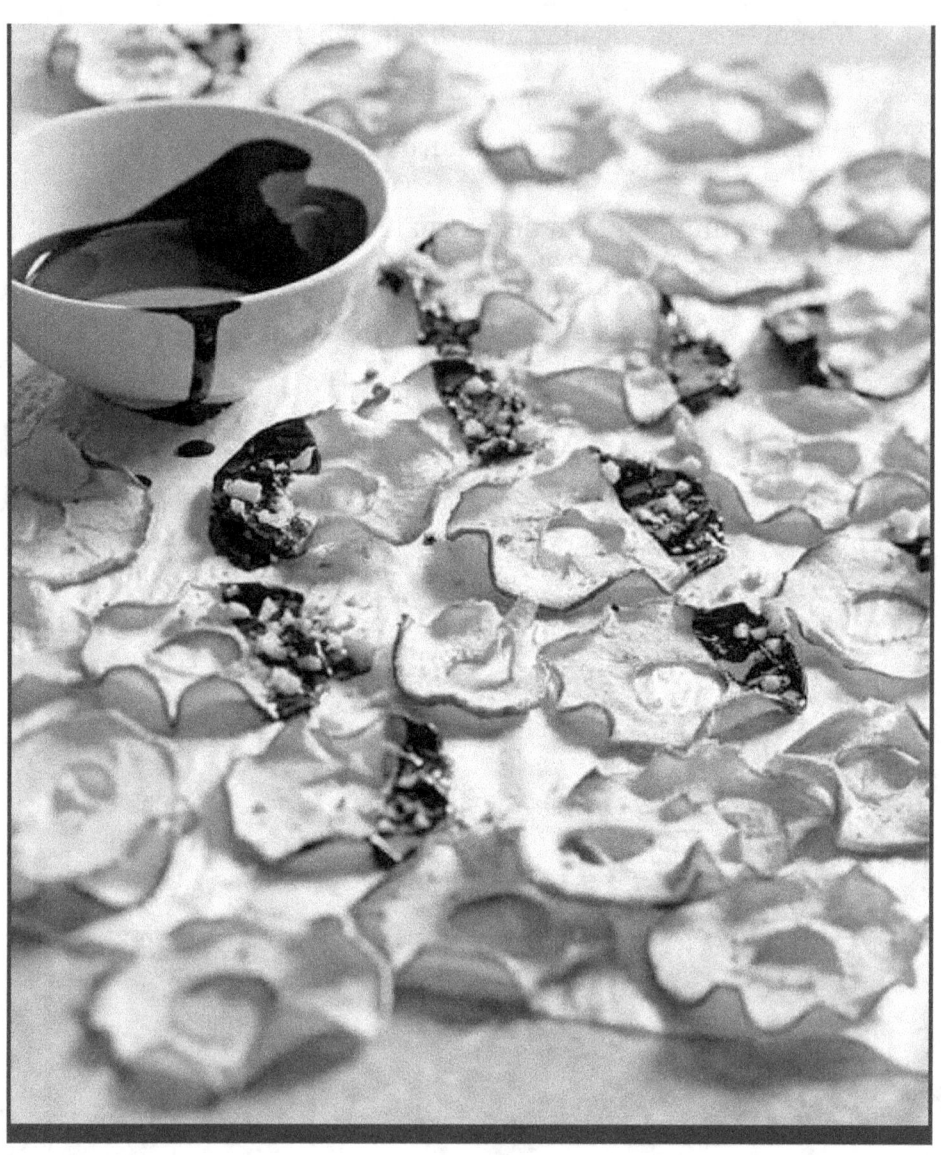

CHUTNEY ESTILOKO SAGAR SALTSA

PRESTAKETA:15 minutu egosten: 15 minutu hozten: 5 minutu Edaten du: 4 anoa

JARRAIAN ZERRENDATZEN DIREN SAGAR BARIETATEAK NAHIKO GOZOAK IZAN OHI DIRA.GARRATZA BAINO ETA SAGAR "SALTSA" ONTZAT HARTZEN DIRA. NAHI IZANEZ GERO, ¾ KOPA TE BERDE ORDEZKA DEZAKEZU SAGAR SAGARDOA ETA URA.

5 sagar (adibidez, Jonathon, Fuji, McIntosh, Braeburn eta/edo Yellow Delicious)

½ Kopako sagar sagardoa

¼ edalontzi ur

2 izar anisa

3 edalontzi mahaspasekin

1 koilarakada ozpin balsamiko

½ koilaratxo sagar tarta espezia

¼ Kopako intxaurrak edo intxaurrak txikituta, txigortuak (ikus punta)

¼ koilaratxo bainila extract hutsa

1. Sagarrak zuritu eta zuritu; 1 hazbeteko zatitan moztu. Lapiko handi batean, konbinatu sagar zatiak, sagardoa, ura eta izar anisa. Ekarri irakiten su ertain-altuan, etengabe nahastuz. Murriztu beroa baxura. Estali eta egosi 10 minutuz. Nahastu mahaspasak, ozpina eta tarta ongailuak. Estali eta egosi beste 5-10 minutuz edo sagarrak samurrak egon arte. Kendu sutik. Estali eta utzi hozten 5 minutuz.

2. Kendu izar anisa sagar nahastetik. Patata birringailua erabiliz, birrindu nahi duzun koherentziarekin. Nahastu intxaurrak eta bainila. Zerbitzatu sagarra epel edo estali eta hozkailuan 5 egun arte.

UDARE XERRA LABEAN

PRESTAKETA:20 minutu egosi: 15 minutu egiten: 4 anoa

UDAZKENEKO POSTRE HAU NAHASKETA BAT DAEHUNDURAK ETA TENPERATURAK. LABEAN ERRETAKO UDARE EPEL ETA SAMURRAK LARANJA-BANILA INFUSIOKO ANAARDO KREMA BATEKIN GAINEZKA, ETA INTXAUR KURRUSKARI ETA ESPEZIATU BATEKIN BUKATZEN DIRA.

2 Anjou edo Bartlett udare irmo eta helduak, erdira banatuta eta zulo txikituta

2 koilarakada koko olioa edo intxaur olioa

1 koilarakada koko olioa edo intxaur olioa

¼ Kopako almendra gatzik gabeko osoak, gutxi gorabehera txikituta

¼ Kopako patata frijituak

¼ Kopako koko birrindua

¼ koilaratxo intxaur muskatu birrindu berria

¼ Kopako anaardo krema (ikusdiru-sarrerak)

½ koilaratxo laranja azal fin-fin birrindua

¼ koilaratxo bainila extract hutsa

Intxaur muskatu birrindu berria

1. Berotu labea 375 °F-ra. Jarri udareak, moztuta gorantz, labeko xafla batean; busti 2 koilarakada olioarekin. Labean 15 minutu inguru edo bigundu arte. Utzi pixka bat hozten.

2. Bitartean, intxaur xerra egiteko, zartagin ertainean koilarakada 1 olio bero ertainean. Gehitu almendrak eta nuggets; egosi eta irabiatu 2 minutuz. Gehitu kokoa; egosi eta irabiatu minutu 1 edo fruitu lehorrak eta kokoa txigortu arte. ¼ koilaratxo intxaur muskatuarekin hautseztatu; irabiatu eta hozten utzi.

3. Saltsarako, ontzi txiki batean, anaardo krema, laranja azala eta bainila konbinatu. Jarri udareak plater indibidualetan. Intxaur muskatu gehigarriarekin hautseztatu. Udareak saltsarekin busti eta intxaur birrinduarekin hautseztatu.

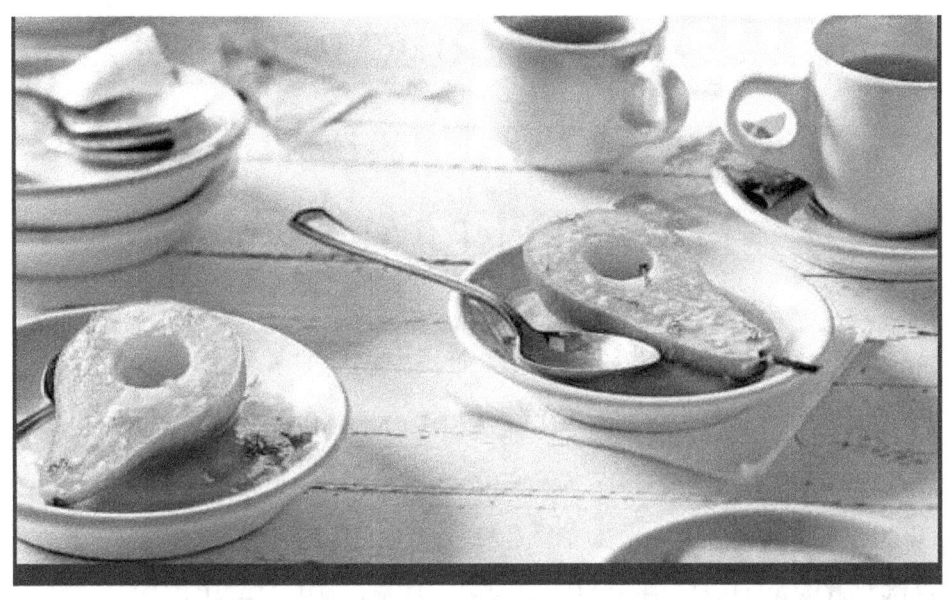

UDAREAK TE BERDEAREKIN ETA JENGIBREAREKIN LARANJA ETA MANGO PUREAREKIN

PRESTAKETA: 30 minutu egosi: 10 minutu egiten: 8 anoa

ERREZETA HAU ADIBIDE ONA DAERRENDIMENDU HANDIKO IRABIAGAILUA ERABILIZ EMAITZARIK ONENAK LORTUKO DITUZUN BAT. OHIKO IRABIAGAILU BATEK ONDO FUNTZIONATUKO DU, BAINA ERRENDIMENDU HANDIKO IRABIAGAILU BATEK LARANJA MANGO SALTSA ZETA BEZAIN LEUNA EGINGO DU.

- 2 edalontzi laranja zuku fresko
- 2 edalontzi ur
- 2 koilarakada te berde hosto solteak edo 3 te berde poltsa
- 4 Bosc edo Anjou udare ertain, luzera erdira banatuta eta zulo txikituta
- 2 koilarakada jengibre freskoa xehatuta
- 2 koilarakada laranja azal fin-fin birrindua
- 2 mango, zuritu, haziak eta txikituta
- menda freskoa txikituta

1. Kazola ertain batean, konbinatu laranja zukua eta ura. Ekarri irakiten. Kendu sutik. Gehitu te berdea. Utzi 8 minutuz infusatzen. Iragazi nahasketa eta eltzera itzuli. Gehitu udare-erdiak, jengibrea eta koilaratxo bat laranja

azal. Itzuli nahasketa irakiten; beroa murriztu. Egosi, estali gabe, 10 minutu inguru edo udareak samurrak izan arte. Koilara koilara batekin, kendu udareak, poxatzeko likidoa gordez. Udareak eta likidoa giro-tenperaturan hozten utzi.

2. Elikagai-prozesadorean edo irabiagailuan, konbinatu mangoak, saldaren 2 koilarakada eta laranja azalaren gainerako koilarakada 1. Estali eta prozesatu edo nahastu leuna arte, koilarakada koilarakada likido gehiago gehituz nahi duzun koherentzia lortzeko.

3. Jarri udare erdi bat 8 plater bakoitzean; koilarakada mango-purea zati bakoitzaren gainean. Hautseztatu menda freskoa txikituta.

KAKIAK KANELA UDARE SALTSAREKIN

PRESTAKETA:20 minutu egosi: 10 minutu egiten: 4 anoa

KAKIAK SASOIAN EGON OHI DIRAURRITIK OTSAILERA, BIZI ZAREN TOKIAREN ARABERA. ZIURTATU FUYU - EZ HACHIYA - KAKI EROSTEN DUZULA. FUYU KAKIEN AZALA GOGORRAK IZAN DAITEZKE. HALA BADA, ZURITU BARAZKI ZURITU BATEKIN.

2 Bartlett udare helduak, zurituta, zulotuta eta txikituta

⅓ edalontzi ur

1 koilaratxo limoi freskoa

½ koilaratxo kanela hautsa

1 bainila babarrun osoa

3 Fuyu kaki helduak

⅓ Kopako intxaur txikituta, txigortuta (ikus punta)

⅓ Kopako cranberries lehorrak edo sagar zukuarekin gozotutako currants

1. Kazola txiki batean, konbinatu udareak, ura, limoi zukua eta kanela; alde batera utzi.

2. Banila baba erditik moztu luzera. Gorde erdia beste erabilera baterako. Labana baten atzealdea erabiliz, arrastu gainontzeko bainila babarrunaren erdiaren haziak eta gehitu madari nahasketari.

3. Egosi udare-nahasketa su ertain-baxuan 10-15 minutuz edo udareak oso samurrak egon arte, noizean behin nahastuz. (Egosteko denbora zure udareak nola heldu direnaren araberakoa izango da.) Murgiltze irabiagailua erabiliz, pure nahasketa zartaginean leun arte. (Murgiltze-irabiagailurik ez baduzu, transferitu nahasketa ohiko irabiagailu batera; estali eta purea leun arte.) Transferitu ontzira; estali eta hoztu guztiz hoztu arte.

4. Kakiak prestatzeko, moztu eta baztertu zurtoinaren muturrak. Ebaki horizontalean erditik eta kendu haziak. Moztu kakiak ½ hazbeteko zatitan.

5. Zerbitzatzeko, zatitu madari purea lau ontzi artean. Gainean kaki, intxaurrak eta cranberriak.

ANANA PLANTXAN KOKO KREMAREKIN

HOTZA:24 orduko prestaketa: 20 minutu parrillan: 6 minutu egiten: 4 anoa

AURRETIK PLANIFIKATU BEHARKO DUZUFRUTA-POSTRE SINPLE HAU EGIN BAINO LEHEN. KOKO-ESNEAREN LATA HOZKAILUAN GOITIK BEHERA HOZTEARI ESKER, KOKO-ESNEAREN SOLIDOAK SOLIDOTZEN DIRA, NAHASGAILU ELEKTRIKOAREKIN IRABIATU AHAL IZATEKO ARINA ETA LEUNA IZAN ARTE.

1 13,5 ontzako koko esne natural osoa (Naturaren Era gisa)

1 anana, zuritu, zuloa eta 1 hazbeteko lau eraztunetan moztuta

limoi zuku freskoa

Menta freskoa txikituta eta menda-adarrak (aukerakoa)

1. Hoztu koko-esnearen lata goitik behera, plater hau zerbitzatu aurretik egun 1 gutxienez.

2. Egur-ikatza edo gas parrilla baterako, jarri anana-eraztunak parrillan zuzenean su ertainean. Parrillan 6 eta 8 minutuz edo sueztitu arte, egosketaren erdian behin buelta emanez. Transferitu anana plater batera. Bota limoi zukua ananaren gainean.

3. Koko-krema egiteko, koko-esne hoztua biratu eskuinera eta ireki lata. Bota koko-esnearen zati likidoa, irabiatuetan edo saltsetan erabiltzeko erreserbatuz. Transferitu koko-esnearen solidoak ontzi sakon batera. Irabiatu nahasgailu elektriko batekin abiadura ertainean arina eta leuna izan arte, 5 eta 6 minutu inguru. Hornitu anana koko krema koilarakada batekin. Nahi izanez gero, hautseztatu txikitutako menda freskoa eta apaindu menda fresko adatzekin.

TARTELAK KOKO ETA MANGO MOUSSEZ BETEAK

PRESTAKETA:40 minutu hoztuta: gauez labean: 6 minutu egiten ditu: 6 tarta

BANAKAKO TARTA HAUEK APUR BAT ZAILAK DIRA EGITEKO,BAINA ZURE GONBIDATUAK TXUNDITUKO DITUZTE, BATEZ ERE GARI EDO ALERIK, AZUKRE PROZESATU EDO ESNERIK EZ DUTELA KONTUAN HARTUTA. FRUITU LEHORRAK ETA FRUITU LEHORRAK ETA MANGO-MOUSSE BETEGARRIAK GAU OSOAN HOZTU BEHAR DIRA, BERAZ, ERRAZ EGITEN DIRA ALDEZ AURRETIK.

LURRAZALAK

1 ½ kopa macadamia fruitu lehor gordinak

1 ¼ Kopako Medjool datilak zulo txikituta

2 koilarakada gozotu gabeko koko birrindua

¼ koilarakada jengibre hautsa

¼ koilaratxo kanela hautsa

⅛ koilaratxo xehatutako ale

⅛ koilaratxo intxaur muskatu birrindu berria

BETETZEA

1 ½ kopa mango heldua zatituta

1 koilaratxo fin-fin birrindua limoi azala

2 koilarakada limoi freskoa

4 arrautza, bereizita

14,5 oz koko esne osoko lata bat

¾ Kopako koko patata frijituak, txigortuak (aukerakoa)

Mugurdi freskoak (aukerakoa)

1. Lurrazala egiteko, elikagai-prozesadorean edo irabiagailuan, makadamia fruitu lehorrak prozesatu edo purea fin-fin xehatu arte. (Kontuz gehiegi ez prozesatu edo fruitu lehor gurinarekin amaituko duzu.) Gehitu datilak, kokoa, jengibrea, kanela, ale eta intxaur muskatua. Prozesatu datak fin-fin txikitu, sartu eta nahasketak bola bat osatu arte.

2. Banatu fruitu lehor nahasketa uniformeki sei anotan. Sakatu zati bakoitza 4 hazbeteko tarta zartagin batean, behealde aldagarri batekin. Tarta oskolak estali eta hozkailuan gau osoan zehar.

3. Bota koko-esnea ontzi txiki batean. Estali eta hozkailuan gau osoan zehar.

4. Betetzeko, elikagai-prozesadorean edo irabiagailuan, konbinatu mangoa, limoi-azalak eta limoi zukua. Estali eta prozesatu edo nahastu leuna arte. Transferitu purea ur irakinen gainean jarritako bainu bat*. Gorringoak irabiatu. Egosi eta irabiatu 6 eta 8 minutuz edo nahasketa loditu arte. Kendu sutik; hoztu pixka bat. Estali eta hoztu

betegarria gau osoan zehar. (Hoztu arrautza zuringoak ondo itxitako ontzi batean gau osoan zehar).

5. Hurrengo egunean, kendu zuringoak hozkailutik eta utzi 30 minutuz giro-tenperaturan. Kendu solidotutako koko-krema geruza hoztutako koko-esnearen goialdetik. (Likido mehea beste helburu baterako gorde).

6. Ontzi ertain batean, konbinatu koko krema eta mango nahasketa hoztua. Irabiatu nahasgailu elektriko batekin abiadura ertainean ondo nahastu arte; alde batera utzi. Irabiagailuak ondo garbitu; ondo lehortu.

7. Beste ontzi ertain garbi batean, irabiatu arrautza zuringoak abiadura handian gailur bigunak sortu arte, 4 eta 5 minutuz. Gomazko espatula erabiliz, irabiatutako arrautza zuringoak koko eta mango nahasketara tolestu.

8. Pila betea hozkailuan tarta oskoletan. Hoztu zerbitzatu ordura arte. Kontu handiz kendu tarta-zartaginaren alboak tarta bakoitzaren behealdean gora bultzatuz. (Hondoak bere lekuan egon behar du zerbitzatzeko.) Nahi izanez gero, apaindu tortletak koko txirbilekin eta mugurdi freskoekin.

*Aholkua: galdara bikoitzarik ez baduzu, bat sor dezakezu. Jarri altzairu herdoilgaitzezko edo beirazko ontzi bat ur irakiten duen lapiko baten gainean. Urak ez du ontziaren hondoa ukitu behar, baina zigilu hertsi bat egon behar du, lurruna lapikoan harrapatu eta ontziaren edukia berotzeko.

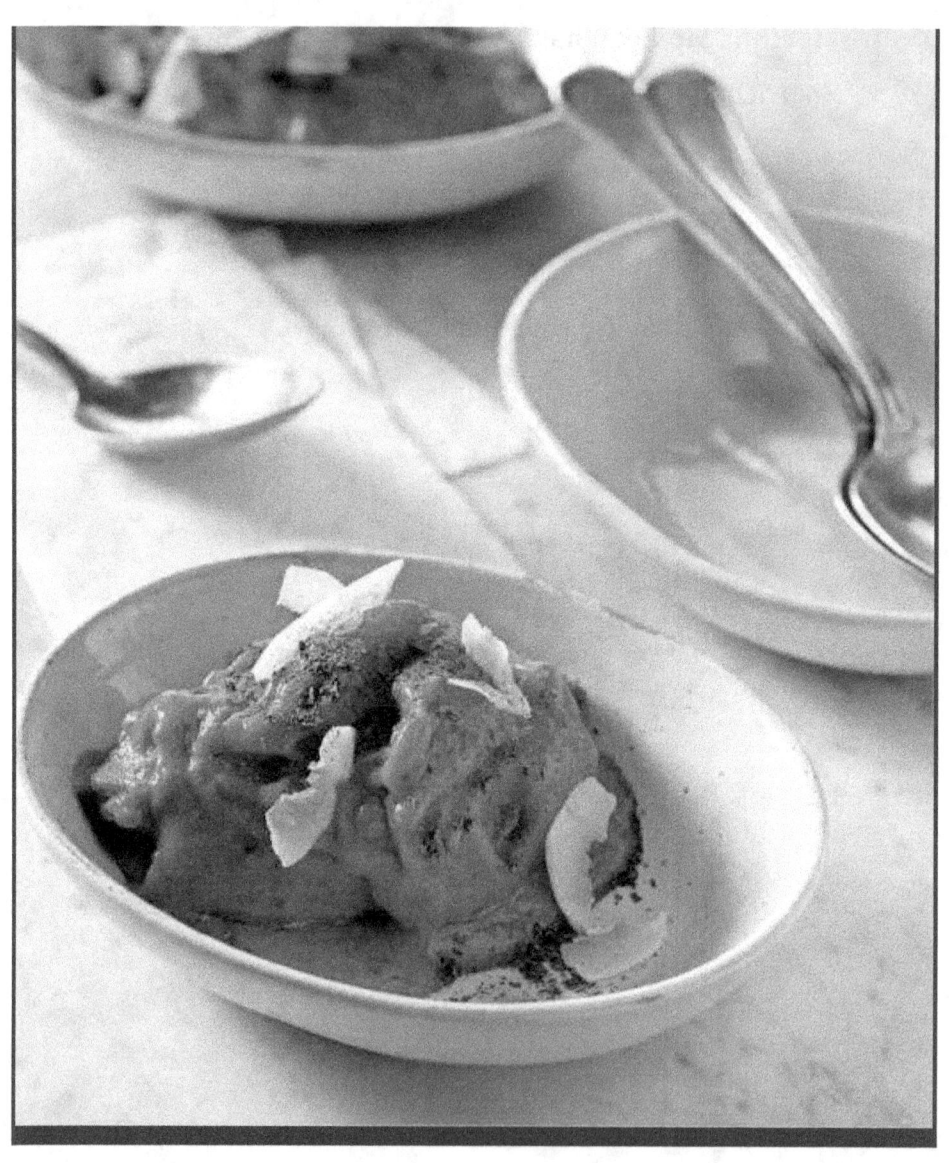

MUGURDI-BANANAZKO IZOZKIA

PRESTAKETA:15 minutu Izoztu: ordu 1 Hoztu: 30 minutu Edaten du: 4 anoa

PAKETATUTAKO MUGURDI IZOZTUAK ERABIL DITZAKEZUEDO ZUK ZEUK IZOZTU DEZAKEZU: GARBITU ETA XUKATU MUGURDI FRESKOAK ETA JARRI GERUZA BAKARREAN PERGAMINO PAPEREZ ESTALITAKO LABEKO XAFLA HANDI BATEAN. ESTALI SOLTE ETA IZOZTU HAINBAT ORDUZ EDO OSO SENDO ARTE. MUGURDI IZOZTUAK ONTZI HERMETIKO BATERA ERAMAN ETA IZOZTUTA MANTENDU 3 HILABETEZ.

1 banana ertaina, ½ hazbeteko xerratan moztuta

¾ Kopako laranja zuku freskoa

2 ½ edalontzi izoztu gabeko mugurdi izoztuak

Gozoki gabeko txokolate birrindua (adibidez, Scharffen Berger 99% kakao-barra), gozoki gabeko koko-malutak eta/edo almendra-malutak erreak

1. Jarri platanoa pergamino-paperez estalitako labeko xafla txiki batean. Estali argizariazko beste orri batekin. Izoztu 1 edo 2 orduz edo guztiz sendo arte.

2. Bitartean, kazola txiki batean, jarri laranja zukua irakiten. Egosi astiro-astiro, estali gabe, 5 eta 8 minutuz edo ⅓ koparaino murriztu arte. Bota zukua bero-erresistentea den ontzi batean. Hoztu 30 eta 60 minutuz edo hoztu arte.

3. Elikagai-prozesadore batean, konbinatu izoztutako banana xerrak, laranja-zuku murriztua eta izoztutako mugurdiak. Estali eta prozesatu ondo konbinatu arte, baina oraindik izoztuta egon arte, maiz irabiatzen utziz. Izozkia oso lodia izango da. Berehala bota hoztutako ontzietan. Zerbitzatu berehala. (Edo, jarri betetako ontziak izozkailuan zerbitzatzeko prest egon arte; utzi giro-tenperaturan 5 minutuz estali eta zerbitzatu aurretik.) Zerbitzatu aurretik izozkia hautseztatu txokolatearekin, koko txirbilekin eta/edo almendrarekin.

INDIOILAR ERREA BARATXURI PURE SUSTRAIEKIN

PRESTAKETA:Ordu 1 Errea: 2 ordu 45 minutu Egonean: 15 minutu Ematen du: 12 eta 14 anoa

BILATU INDIOILAR BAT DUENEZ ZITZAION GATZ-SOLUZIORIK INJEKTATU. ETIKETAK "HOBETUA" EDO "BERE LERROKATZEA" ESATEN BADU, ZIURRENIK SODIOZ ETA BESTE GEHIGARRIZ BETETA EGONGO DA.

1 12 eta 14 kilo indioilarra
2 koilarakada ongailu mediterraneoa (ikus<u>diru-sarrerak</u>)
¼ Kopako oliba olioa
3 kilo azenario ertain, zuritu, moztu eta erdi edo laurdenetan luzera moztu
1 errezeta baratxuri purea sustraiak (ikus<u>diru-sarrerak</u>, behean)

1. Berotu labea 425 °F-ra. Kendu indioilar lepoa eta txerrikiak; nahi izanez gero beste erabilera baterako gorde. Kontuz askatu azala bularraren ertzetik. Pasa behatzak azalaren azpian bularraren gainean eta izterraren gainean poltsiko bat sortzeko. Koilarakada 1 koilarakada Mediterraneoko ongailu azalaren azpian; erabili behatzak bularrean eta izterretan uniformeki zabaltzeko. Tira lepoko azala atzera; hortz batekin ziurtatu. Jarri makilen puntak buztaneko ile-bandaren azpian. Ile-zerrendarik ez badago, lotu izterrak ondo buztanera %100 kotoizko sukaldeko sokarekin. Bihurtu hegal-muturrak bizkar azpian.

2. Jarri indioilarra, bularraldea gora, erretilu baten gainean, sakonera txikiko zartagin handi batean. Ortzitu indioilarra 2 koilarakada olioarekin. Indioilarra Mediterraneoko gainerako ongailuarekin hautseztatu. Sartu haragi-

termometro bat izterraren barneko gihar baten erdian; termometroak ez du hezurra ukitu behar. Estali indioilarra aluminiozko paperarekin.

3. Labean 30 minutuz. Murriztu labearen tenperatura 325 °F-ra. Labean ordu 1/2z. Ontzi handi handi batean, konbinatu azenarioak eta gainerako 2 koilarakada olioa; jantzi estali. Zabaldu azenarioak labeko xafla handi batean. Kendu papera indioilarrari eta moztu azala edo katea izterren artean. Erre azenarioak eta indioilarra 45 minutu eta 1 ¼ ordu gehiago edo termometroak 175 °F erregistratu arte.

4. Kendu indioilarra labetik. Estali; utzi atseden 15 eta 20 minutuz zizelkatu aurretik. Zerbitzatu indioilarra azenarioekin eta baratxuri sustrai xehatuarekin.

Baratxuri-sustraiak birrinduak: moztu eta zuritu 3 eta 3½ kilo rutabaga eta 1½ eta 2 kilo apioa erro; 2 hazbeteko zatitan moztu. 6 litroko lapiko batean, egosi rutabagas eta apio-erroa nahikoa ur irakinetan 25 eta 30 minutuz estaltzeko edo oso samurra arte. Bitartean, kazola txiki batean, konbinatu 3 koilarakada oliba olio birjina estra eta 6 eta 8 baratxuri ale xehatuta. Su motelean egosi 5 eta 10 minutuz edo baratxuria oso lurrintsua izan arte, baina ez gorritu arte. Gehitu arretaz ¾ kopa oilasko hezur-salda (ikus<u>diru-sarrerak</u>) edo gatzik gabeko oilasko salda. Ekarri irakiten; sutik kendu. Xukatu barazkiak eta zartaginera itzuli. Berretu barazkiak patata birringailuarekin edo irabiatu irabiagailuarekin abiadura baxuan. Gehitu ½ koilaratxo piper beltz. Pixkanaka birrindu edo irabiatu salda nahasketa barazkiak konbinatu eta ia leun egon arte. Beharrezkoa izanez gero, gehitu ¼ kopa gehigarri oilasko hezur-salda nahi duzun koherentzia lortzeko.

INDIOILAR BULARKIA PESTO SALTSAREKIN ETA ARUGULA ENTSALADAZ BETEA

PRESTAKETA:30 minutu Errea: ordu 1 eta 30 minutu Egonean: 20 minutu Edaten du: 6 anoa

HAU HARAGI ZURIAREN ZALEENTZAT DAKANPOAN - EGUZKITAN LEHORTUTAKO TOMATEZ, ALBAHAKA ETA MEDITERRANEOKO ESPEZIEZ BETETAKO INDIOILAR BULARRA. HONDAKINEK BAZKARI BIKAINA EGITEN DUTE.

- 1 Kopako sufrerik gabeko tomate lehorrak (ez daude oliotan bilduta)
- 1 10 lb hezurrik gabeko indioilar bularra azalarekin
- 3 koilarakada Mediterraneoko ongailu (ikus diru-sarrerak)
- 1 Kopako albahaka hosto freskoa
- 1 koilarakada oliba olio
- 8 ontza arugula haurra
- 3 tomate handi, erdira zatituta eta xerratan
- ¼ Kopako oliba olioa
- 2 koilarakada ardo beltz ozpin
- piper beltza
- 1½ kopa albahaka pesto (ikus diru-sarrerak)

1. Berotu labea 375 °F-ra. Ontzi txiki batean, bota behar adina ur irakiten eguzkitan lehortutako tomateen gainean estaltzeko. Utzi 5 minutuz atseden; xukatu eta fin-fin txikitu.

2. Jarri indioilar bularkia, azala behera, plastikozko paper handi batean. Jarri plastikozko beste orri bat indioilar gainean. Haragi-mazo baten alde laua erabiliz, astiro-astiro birrindu bularra uniformeki lodi arte, ¾ hazbete

inguruko lodiera arte. Bota plastikozko filma. Bota 1 ½ koilarakada Mediterraneoko ongailu haragiaren gainean. Gainean tomateak eta albahaka hostoak. Kontu handiz bildu indioilar bularkia, azala kanpotik mantenduz. % 100 kotoizko sukaldeko haria erabiliz, lotu errea lauzpai lekutan ziurtatzeko. 1 koilarakada oliba olioarekin brotxa. Hautseztatu errea gainerako 1½ koilarakada Mediterraneoko ongailuarekin.

3. Jarri errea sakonera gutxiko zartagin batean jarritako parrillan azala gora. Labean jarri, estali gabe, ordu 1/2z edo erdigunetik gertu txertatutako berehalako irakurketa-termometroak 165 °F erregistratu arte eta azala urre koloreko marroia eta kurruskaria izan arte. Kendu indioilarra labetik. Estali solte paperarekin; utzi atseden 20 minutu zatitu aurretik.

4. Arugula entsaladarako, ontzi handi batean, konbinatu arugula, tomateak, ¼ kopa oliba olioa, ozpina eta piperra dastatzeko. Kendu hariak erretik. Indioilar xerra mehea. Zerbitzatu arugula entsalada eta albahaka pestoarekin.

INDIOILAR BULARRA ONDUA GEREZI BARBAKOA SALTSAREKIN

PRESTAKETA:15 minutu Errea: ordu 1 15 minutu Egonean: 45 minutu Ematen du: 6 eta 8 anoa

HAU ERREZETA BIKAINA DAZERBITZATU JENDETZA PATIOKO BARBAKOA BATEAN HANBURGESEZ GAIN ZERBAIT EGIN NAHI DUZUNEAN. HORNITU ENTSALADA KURRUSKARI BATEKIN, ESATE BATERAKO, BROKOLI ENTSALADA KURRUSKARIA (IKUSDIRU-SARRERAK) EDO BRUSELAKO KIMUEN ENTSALADA TXIKITUA (IKUSDIRU-SARRERAK).

- 1 4 eta 5 kilo arteko hezurrezko indioilar bularra
- 3 koilarakada ongarri ketua (ikusdiru-sarrerak)
- 2 koilarakada limoi freskoa
- 3 koilarakada oliba olio
- 1 Kopako ardo zuri lehorra, adibidez, Sauvignon Blanc
- 1 Kopako Bing gerezi fresko edo izoztu gabeko azukrerik gabe, zurbil eta txikituta
- ⅓ edalontzi ur
- 1 Kopako barbakoa saltsa (ikusdiru-sarrerak)

1. Utzi indioilar bularkia giro-tenperaturan 30 minutuz. Berotu labea 325 °F-ra. Jarri indioilar bularkia, azala gora, zartagin batean.

2. Ontzi txiki batean, konbinatu ongailu ketua, limoi zukua eta oliba olioa pasta bat egiteko. Askatu azala haragitik; Zabaldu astiro-astiro orearen erdia azalaren azpiko haragiaren gainean. Zabaldu gainerako pasta uniformeki azalaren gainean. Bota ardoa labeko ontziaren hondoan.

3. Erre 1¼ eta 1½ orduz edo azala urre kolorekoa izan arte eta berehalako irakurketa-termometro batek errearen

erdian sartuta (ez hezurra ukitu gabe) 170 °F erregistratu arte, egosketa denboraren erdian zartagina biratuz. Utzi atseden 15 eta 30 minutuz moztu aurretik.

4. Bitartean, Cherry BBQ Saltserako, kazola ertainean, konbinatu gereziak eta ura. Ekarri irakiten; beroa murriztu. Egosi, estali gabe, 5 minutuz. Nahasi barbakoa saltsan; irakiten 5 minutuz. Zerbitzatu beroa edo giro-tenperaturan indioilarrekin batera.

INDIOILAR SOLOMOA ARDOAREKIN

PRESTAKETA:30 minutu egosteko denbora: 35 minutu egiten: 4 anoa

INDIOILARRA PLANTXAN EGOSTENARDOAREN KONBINAZIOAN, TXIKITUTAKO ROMA TOMATEAK, OILASKO SALDA, BELAR FRESKOAK ETA PIPER GORRI XEHATUAK ZAPORE HANDIA EMATEN DIOTE. ZERBITZATU ELTZE-PLATER HAU AZALEKO ONTZIETAN ETA KOILARA HANDIEKIN, MOKADU BAKOITZEAN SALDA ZAPORETSUAREN APUR BAT LORTZEKO.

2 8 eta 12 ontzako indioilar solomoak, 1 hazbeteko zatitan moztuta

2 koilarakada gatzik gabeko hegazti ongarri

2 koilarakada oliba olio

6 baratxuri ale xehatuta (1 koilarakada)

1 Kopako tipula txikituta

½ Kopako apio txikitua

6 roma tomate, haziak eta txikituta (3 edalontzi inguru)

½ Kopako ardo zuri lehorra, adibidez, Sauvignon Blanc

½ Kopako oilasko hezur-salda (ikus diru-sarrerak) edo gatzik gabeko oilasko salda

½ koilaratxo xehatua erromero freskoa

¼ eta erdi koilaratxo piper gorri birrindua

½ Kopako albahaka hosto freskoa, txikituta

½ Kopako perrexil freskoa txikitua

1. Ontzi handi batean, bota indioilar zatiak hegazti ongailuarekin estaltzeko. Ez itsatsi gabeko zartagin handi batean, berotu 1 koilarakada oliba olio su ertainean. Egosi indioilarra olio berotan loteetan, alde guztietatik gorritu arte. (Inoilarra ez da egosi behar.) Plater batera eraman eta berotu.

2. Gehitu gainerako koilarakada 1 oliba olioa zartaginera. Beroa ertain-altuera handitu. Gehitu baratxuria; egosi eta

irabiatu 1 minutuz. Gehitu tipula eta apioa; egosi eta irabiatu 5 minutuz. Gehitu indioilarra eta plateraren zukuak, tomateak, ardoa, oilasko hezur-salda, erromeroa eta piper gorri birrindua. Murriztu beroa ertain-baxura. Estali eta egosi 20 minutuz, noizean behin irabiatuz. Gehitu albahaka eta perrexila. Estali eta egosi beste 5 minutuz edo indioilarra arrosa ez den arte.

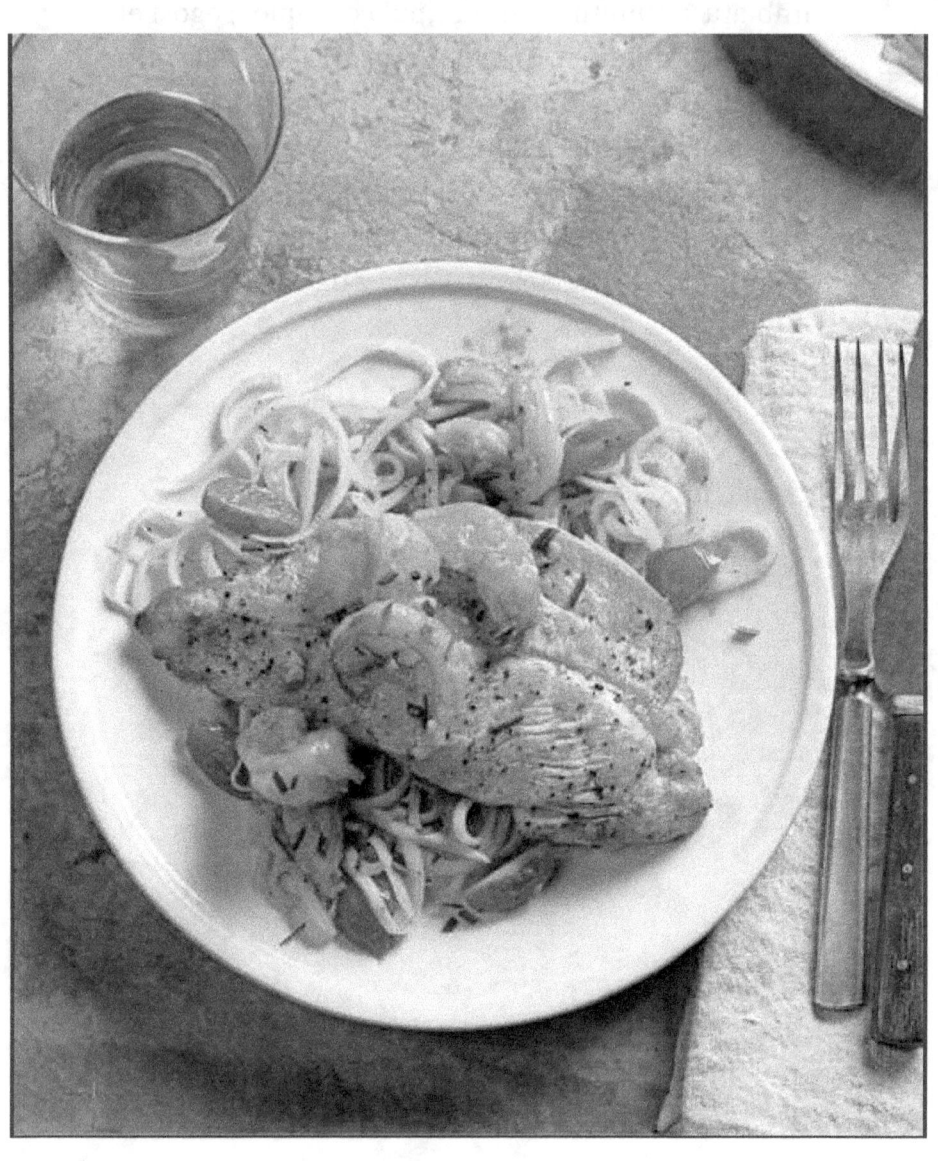

INDIOILAR BULARKI SALTEATUA SCAMPI TIPULIN SALTSAREKIN

PRESTAKETA:30 minutu egosteko denbora: 15 minutu egiten: 4 anoa ARGAZKIA

INDIOILAR XERRAK ERDITIK MOZTEKO HORIZONTALKI AHALIK ETA BERDINEN, SAKATU BAKOITZA ESKU-AHURREAN, PRESIO KOHERENTEA EGINEZ, HARAGIA ZATITZEN DUZUN BITARTEAN.

¼ Kopako oliba olioa

2 8 eta 12 ontzako indioilar bularretako solomoak, erdibana horizontalean

¼ koilaratxo piper beltz eho berria

3 koilarakada oliba olio

4 baratxuri ale, xehatuta

8 ontza ganba ertainak, zuritu eta garbitu, isatsak kendu eta erdira luzera moztuta

¼ Kopako ardo zuri lehorra, oilasko hezur-salda (ikus diru-sarrerak), edo gatzik gabeko oilasko salda

2 koilarakada tipulin freskoa xehatuta

½ koilaratxo fin-fin birrindua limoi azala

1 koilarakada limoi zuku freskoa

Kalabaza eta tomate pasta (ikus diru-sarrerak, behean) (aukerakoa)

1. Zartagin handi batean, berotu koilarakada 1 oliba olio su ertain-altuan. Gehitu indioilarra zartaginean; piperbeltza bota. Beroa ertainera murriztu. Egosi 12 eta 15 minutu edo arrosa eta zukuak garbi geratu arte (165 °F), egosketa denboraren erdian behin buelta emanez. Kendu indioilar txuletak zartaginetik. Aluminio paperarekin estali beroa mantentzeko.

2. Saltsarako, zartagin berean, 3 koilarakada oliba olio bero ertainean. Gehitu baratxuria; egosi 30 segundoz. Irabiatu ganbak; egosi eta irabiatu 1 minutuz. Nahasi ardoa, tipulina eta limoi azala; egosi eta irabiatu minutu 1

gehiago edo ganbak opakuak izan arte. Kendu sutik; irabiatu limoi zukua. Zerbitzatzeko, bota saltsa indioilar txuleta gainean. Nahi izanez gero, zerbitzatu kalabaza eta tomate-pastarekin.

Kalabaza eta Tomate Pasta: mandolina edo juliana zuritzeko, moztu 2 kalabazin hori juliana zerrendatan. Zartagin handi batean, berotu koilarakada 1 oliba olio birjina estra su ertain-altuan. Gehitu kalabaza zerrendak; egosi 2 minutuz. Gehitu 1 Kopako laurdenetako mahats-tomate eta ¼ koilaratxo piper beltza; egosi 2 minutu gehiago edo kalabaza kurruskaria izan arte.

INDIOILAR HANKAK ERRO BARAZKIEKIN

PRESTAKETA:30 minutu egosi: ordu 1 eta 45 minutu Edaten: 4 anoa

HAU PLATER HORIETAKO BAT DAUDAZKENEKO ARRATSALDE FRESKO BATEAN LABEAN IRAKITEN DEN BITARTEAN PASEO BAT EMATEKO DENBORA DUZUNEAN EGIN NAHI DUZU. ARIKETAK GOSEA SORTZEN EZ BADU, ATEAN SARTZEAN USAIN ZORAGARRIAK IZANGO DU ZALANTZARIK GABE.

3 koilarakada oliba olio

4 20 eta 24 ontzako indioilar hankak

½ koilaratxo piper beltz eho berria

6 baratxuri ale, zuritu eta xehatuta

1 ½ koilarakada mihilu haziak, ubelduta

1 koilaratxo koilaratxo piper osoa, ubelduta*

1 ½ Kopako oilasko hezur-salda (ikus<u>diru-sarrerak</u>) edo gatzik gabeko oilasko salda

2 erromero fresko adarrak

2 ezkai fresko adar

1 erramu hosto

2 tipula handi, zuritu eta 8 zatitan moztu

6 azenario handi, zuritu eta 1 hazbeteko xerratan moztu

2 arbi handi, zuritu eta 1 hazbeteko kubotan moztu

2 arbi ertain, zurituta eta 1 hazbeteko xerratan moztuta**

1 apio erroa, zuritu eta 1 hazbeteko zatitan moztu

1. Berotu labea 350 °F-ra. Zartagin handi batean, berotu oliba olioa su ertain-altuan urrezko arte. Gehitu indioilar hanketatik 2. Egosi 8 minutu inguru edo hankak gorritu eta kurruskariak izan arte alde guztietatik, uniformeki gorrituz. Transferitu indioilar hankak plater batera;

errepikatu gainerako 2 indioilar hankekin. Alde batera utzi.

2. Gehitu piperra, baratxuria, mihilu-haziak eta piper-haziak zartaginean. Egosi eta irabiatu su ertainean 1 edo 2 minutuz edo lurrintsu arte. Irabiatu oilasko hezur-salda, erromeroa, ezkaia eta erramu hostoa. Ekarri irakiten, nahastuz zartaginaren hondotik gorritutako zatiak kentzeko. Kendu zartagina sutik eta utzi.

3. Estalki estua duen Holandako labe handi batean, bota tipula, azenarioak, pastinak, pastinak eta apioaren erroa. Gehitu zartagin batetik likidoa; jantzi estali. Sakatu indioilar hankak barazki nahasketara. Estalkiarekin estali.

4. Egosi ordu 1 eta 45 minutu inguru edo barazkiak bigundu eta indioilarra egosi arte. Hornitu indioilar hankak eta barazkiak ontzi handi eta baxuetan. Bota zartaginaren zukua gainean.

*Aholkua: pimienta eta mihilu haziak ubeltzeko, jarri haziak ebakitzeko taula batean. Sukaldari baten labana baten alde laua erabiliz, sakatu haziak arinki birrintzeko.

**Aholkua: estali zati handien bat txirrien gainean.

INDIOILAR HARAGI BELAR-OPILA TIPULA KARAMELIZATUAREKIN ETA AZA XERRA ERREAREKIN

PRESTAKETA:15 minutu egosteko denbora: 30 minutu egosteko denbora: ordu 1 10 minutu egoteko denbora: 5 minutu Ematen du: 4 anoa

KETCHUP IZOZTEAREKIN HARAGI-OPIL KLASIKOA ZALANTZARIK GABEPALEO MENUAN KETCHUP DENEAN (IKUSDIRU-SARRERAK) GATZIK ETA AZUKRE ERANTSIRIK EZ DU. HEMEN KETCHUP-A TIPULA KARAMELIZATUAREKIN NAHASTEN DA, ETA GERO HARAGI-OPILAREN GAINEAN PILATZEN DIRA LABEAN EGIN AURRETIK.

- 1 ½ kilo lurreko indioilarra
- 2 arrautza sueztitu
- ½ Kopako almendra irina
- ⅓ Kopako perrexil freskoa txikitua
- ¼ Kopako xerra finetan xerratan (2)
- 1 koilarakada txikitutako salbia freskoa edo 1 koilarakada birrindua salbia lehorra
- 1 koilarakada ezkai freskoa edo 1 koilarakada ezkai lehorra, birrindua
- ¼ koilaratxo piper beltza
- 2 koilarakada oliba olio
- 2 tipula gozo, erdira zatituta eta xerra finetan
- 1 Kopako Paleo Ketchup (ikusdiru-sarrerak)
- 1 buruko aza txikia, erdibitua, korapilatua eta 8 zatitan moztuta
- ½ eta 1 koilaratxo piper gorri birrindua

1. Berotu labea 350 °F-ra. Labeko xafla handi bat pergamino paperarekin forratu; alde batera utzi. Ontzi handi batean, konbinatu beheko indioilarra, arrautzak, almendra irina, perrexila, tipulina, salbia, ezkaia eta piper beltza.

Prestatutako labeko xaflan, eman indioilar nahasketa 8 × 4 hazbeteko ogi batean. Labean 30 minutuz.

2. Bitartean, tipula ketchup karamelizaturako, zartagin handi batean koilarakada 1 oliba olio bero ertainean. Gehitu tipula; egosi 5 minutu inguru edo tipula gorritzen hasi arte, maiz irabiatuz. Murriztu beroa ertain-baxua; egosi 25 minutu inguru edo gorritu eta oso samurra arte, noizean behin nahastuz. Kendu sutik; irabiatu Paleo Ketchup-a.

3. Jarri koilaratxo bat tipula karamelizatutako ketchup indioilarrari. Antolatu aza xerrak ogiaren inguruan. Bota aza gainerako koilarakada 1 oliba olioarekin; piper gorri birrinduarekin hautseztatu. Labean 40 minutu inguru edo ogiaren erdian sartutako berehalako irakurketa-termometroa 165 °F-koa izan arte, tipula karamelizatutako ketchup gehigarriarekin eta aza xerrak 20 minutu igaro ondoren. Utzi indioilar-opilak 5 eta 10 minutuz atseden zatitu aurretik.

4. Zerbitzatu indioilar opil aza-ziriekin eta gainerako tipula karamelizatutako ketchuparekin.

INDIOILAR POSOLE

PRESTAKETA:20 minutu Plantea: 8 minutu Sukaldaritza: 16 minutu Edaten du: 4 anoa

MEXIKOKO ESTILOKO ZOPA BERO HONEN OSAGARRIAKAPAINGARRIAK BAINO GEHIAGO DIRA. CILANTROAK ZAPORE BEREIZGARRIA EMATEN DU, AGUAKATEAK KREMATSUTASUNA EMATEN DU ETA TXIGORTUTAKO NUGGETSEK KURRUSKARI GOXOA EMATEN DUTE.

8 tomate fresko

1¼ eta 1½ kilo lur indioilarra

1 piper gorri, hazia eta zerrenda meheetan moztuta

½ Kopako tipula txikitua (1 ertaina)

6 baratxuri ale xehatuta (1 koilarakada)

1 koilarakada mexikar ongailu (ikusdiru-sarrerak)

2 edalontzi oilasko hezur-salda (ikusdiru-sarrerak) edo gatzik gabeko oilasko salda

1 14,5 ontzako lata gatz gabeko sutan erretako tomate, xukatu

1 piper jalapeno edo serrano, hazia eta txikituta (ikuspunta)

1 aguakate ertain, erdira zatituta, zurituta, hazia eta xerra meheetan moztuta

¼ Kopako patata frijituak, txigortuak (ikuspunta)

¼ Kopako cilantro freskoa txikituta

limoi xerrak

1. Aurrez berotu oilaskoa. Tomatilloei azala kendu eta bota. Tomatillosak garbitu eta erditan moztu. Jarri tomatillo-erdiak zartagin baten berotu gabeko parrillan. Berotik 4 eta 5 hazbeteko parrillan 8 eta 10 minutuz edo apur bat igurtzi arte, egosketaren erdian behin buelta emanez. Utzi apur bat hozten zartaginean alanbrezko parrilla batean.

2. Bitartean, zartagin handi batean indioilarra, piperra eta tipula egosi su ertain-altuan 5-10 minutuz edo indioilarra

gorritu eta barazkiak samurrak egon arte, egurrezko koilara batekin nahastuz haragia apurtzeko. egosten bitartean. Xukatu koipea behar izanez gero. Gehitu baratxuria eta ongailu mexikarra. Egosi eta irabiatu minutu gehiagoz.

3. Irabiagailuan, konbinatu ikaztutako tomateen bi heren inguru eta 1 kopa oilasko hezur-salda. Estali eta nahastu leuna arte. Gehitu indioilar nahasketa zartaginean. Gehitu gainerako 1 kopa oilasko hezur-salda, xukatu gabeko tomateak eta piperra. Moztu lodi geratzen diren tomateak; gehitu indioilar nahasketari. Ekarri irakiten; beroa murriztu. Estali eta egosi 10 minutuz.

4. Zerbitzatzeko, bota zopa ontzi baxuetan. Gainean aguakatea, nuggets eta cilantro. Pasa limoi xerrak zoparen gainean estutzeko.

OILASKO HEZUR-SALDA

PRESTAKETA: 15 minutu Errea: 30 minutu Labean: 4 ordu Hoztu: Gauean Edoten: 10 edalontzi inguru

ZAPORE FRESKOENA ETA ONENA LORTZEKO - ETA GORENAMANTENUGAIEN EDUKIA - ERABILI ETXEKO OILASKO SALDA ZURE ERREZETETAN. (EZ DAUKA GATZIK, KONTSERBATZAILERIK EDO GEHIGARRIRIK ERE.) HEZURRAK IRAKITEN AURRETIK ERRETZEAK ZAPOREA HOBETZEN DU. LIKIDOAN POLIKI-POLIKI EGOSTEN DIRENEZ, HEZURREK KALTZIOA, FOSFOROA, MAGNESIOA ETA POTASIOA BEZALAKO MINERALEKIN INFUSIOA EMATEN DIOTE SALDARI. BEHEAN DAGOEN SUKALDE MOTELEKO ALDAKUNTZAK BEREZIKI ERRAZA EGITEN DU PRESTATZEA. IZOZTU 2 ETA 4 KOPAKO ONTZIETAN ETA DESIZOZTU BEHAR DUZUNA BAKARRIK.

- 2 kilo oilasko-hegoak eta bizkarra
- 4 azenario, txikituta
- 2 porru handi, zati zuriak eta berde argiak bakarrik, xerra mehean
- 2 apio zurtoin hostoekin, lodi txikituta
- 1 manioka, txikituta
- Italiako perrexil 6 adar handi (hosto laua)
- 6 ezkai fresko adar
- 4 baratxuri ale, erditik moztuta
- 2 koilarakada piper beltz osoa
- 2 ale oso
- Ur hotz

1. Berotu labea 425 °F-ra. Antolatu oilasko-hegoak eta bizkarra labeko ontzi handi batean; Labean 30 eta 35 minutuz edo urrezko marroia arte.

2. Transferitu gorritutako oilasko zatiak eta zartaginean metatutako edozein gorritutako zatiak lapiko handi batera. Gehitu azenarioak, porruak, apioa, pastinak, perrexila, ezkaia, baratxuria, piperra eta ale. Gehitu nahikoa ur hotz (12 edalontzi inguru) lapiko handi batean oilaskoa eta barazkiak estaltzeko. Ekarri irakiten su ertainean; egokitu beroa salda su baxuan mantentzeko, burbuilak gainazala hautsiz. Estali eta egosi 4 orduz.

3. Iragazi salda beroa % 100 kotoizko gazta hezez estalitako bi geruzaz estalitako bahe handi batetik. Solidoak baztertu. Estali salda eta utzi hozten gau osoan. Erabili aurretik, kendu goiko gantz-geruza saldatik eta bota.

Aholkua: Salda arintzeko (aukerakoa), ontzi txiki batean konbinatu 1 zuringoa, 1 arrautza birrindua eta ¼ kopa ur hotz. Nahastu nahasketa zartaginean iragazitako saldara. Ekarri berriro irakiten. Kendu sutik; utzi atseden 5 minutuz. Iragazi salda beroa %100 kotoizko oihalezko geruza bikoitz fresko batez estalitako bahe batetik. Hoztu eta kendu gantz erabili aurretik.

Sukalde moteleko argibideak: prestatu agindu bezala, 2. urratsean izan ezik, jarri osagaiak 5 eta 6 litroko sukalde motelean. Estali eta su baxuan egosi 12 eta 14 orduz. Jarraitu 3. urratsean agindu bezala. 10 edalontzi inguru egiten ditu.

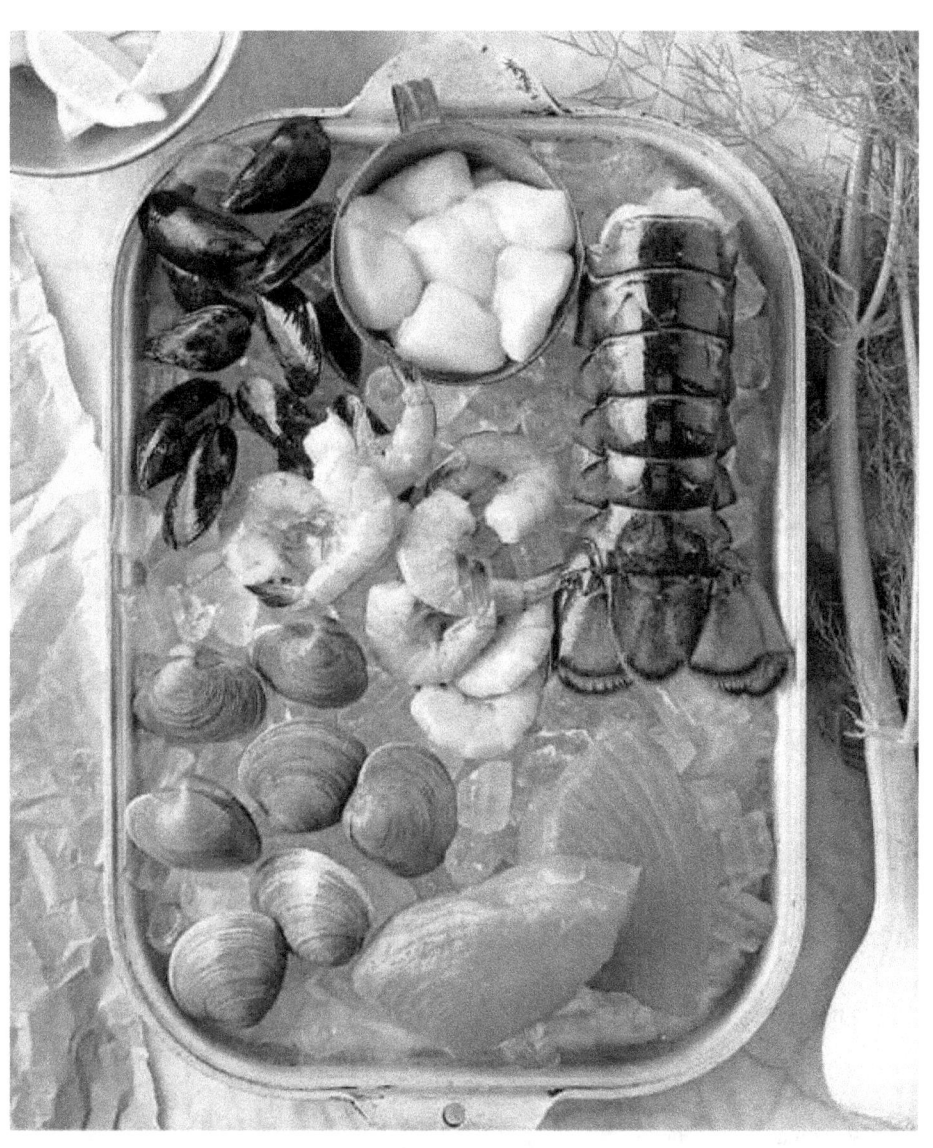

HARISSA IZOKIN BERDEA

PRESTAKETA:25 minutu Labean: 10 minutu Parrillan: 8 minutu Edaten du: 4 anoa<u>ARGAZKIA</u>

BARAZKI ZURITZAILE ESTANDARRA ERABILTZEN DAMOZTU ZAINZURI GORDIN FRESKOAK ZERRENDA MEHEETAN ENTSALADARAKO. ZITRIKO OZPIN DISTIRATSUAREKIN NAHASTUTA (IKUS<u>DIRU-SARRERAK</u>) ETA TXIGORTUTAKO EKILORE-HAZIEZ GAIN, IZOKIN PIKANTEAREN ETA BELAR BERDEAREN SALTSA FRESKAGARRI BAT EGITEN DU.

IZOKINA

4 6 eta 8 ontzako izokin xerra fresko edo izoztuak, hazbete inguruko lodiera

Olioa

HARISSA

1½ koilarakada kumino haziak

1 ½ koilarakada martorri haziak

1 Kopako perrexil hosto freskoa ondo bilduta

1 Kopako zilantro freskoa (hostoak eta zurtoinak)

2 jalapeño, haziak eta txikituta (ikus<u>punta</u>)

1 tipula, zatitan moztuta

2 baratxuri ale

1 koilaratxo fin-fin birrindua limoi azala

2 koilarakada limoi freskoa

⅓ Kopako oliba olioa

EKILORE HAZIAK

⅓ Kopako ekilore hazi gordinak

1 koilaratxo oliba olioa

1 koilarakada ongarri ketua (ikus<u>diru-sarrerak</u>)

ENTSALADA

12 zainzuri handi, moztuta (libra 1 inguru)

⅓ Kopako Zitriko Ozpin Ozpin Distiratsuak (ikus diru-sarrerak)

1. Desizoztu arraina, izoztuta badago; Lehortu paperezko eskuoihalekin. Garbitu arrainaren bi aldeak oliba olioarekin. Alde batera utzi.

2. Harissarako, zartagin txiki batean, txigortu kumino haziak eta martorri haziak su ertain-baxuan 3-4 minutuz edo arinki txigortu eta lurrintsu arte. Elikagai-prozesadore batean, konbinatu txigortutako kuminoa eta martorri haziak, perrexila, cilantroa, jalapeñoak, zerbitzariak, baratxuria, limoi azala, limoi zukua eta oliba olioa. Prozesatu leuna arte. Alde batera utzi.

3. Ekilore hazi tenplatuetarako, berotu labea 300 °F-ra. Hornitu labeko xafla bat pergamino paperarekin; alde batera utzi. Ontzi txiki batean, konbinatu ekilore haziak eta koilaratxo bat oliba olioa. Bota ketua ongarri hazien gainean; irabiatu estaltzeko. Zabaldu ekilore haziak uniformeki pergamino paperean. Labean 10 minutu inguru edo sueztitu arte.

4. Ikatz- edo gas-parrillarako, jarri izokina koipeztatutako parrilla batean zuzenean su ertainean. Estali eta parrillan 8 eta 12 minutuz edo sardexka batekin probatzen denean arraina zatitzen hasten den arte, erretzeko erdibidean behin biraka.

5. Bitartean, entsaladarako, barazki zuritu bat erabiliz, txikitu zainzuriak zerrenda luze eta meheetan. Transferitu plater edo ontzi ertain batera. (Lantzak mehetzen diren heinean puntak aterako dira; gehitu platerera edo ontzira.) Boztatu zitriko ozpin distiratsuak moztutako lantza gainean. Ekilore-hazi espeziatuak hautseztatu.

6. Zerbitzatzeko, jarri filete bana lau plateretako bakoitzean; Jarri harissa berdearen zati bat xerra bakoitzean. Zerbitzatu zainzuri txikitutako entsaladarekin.

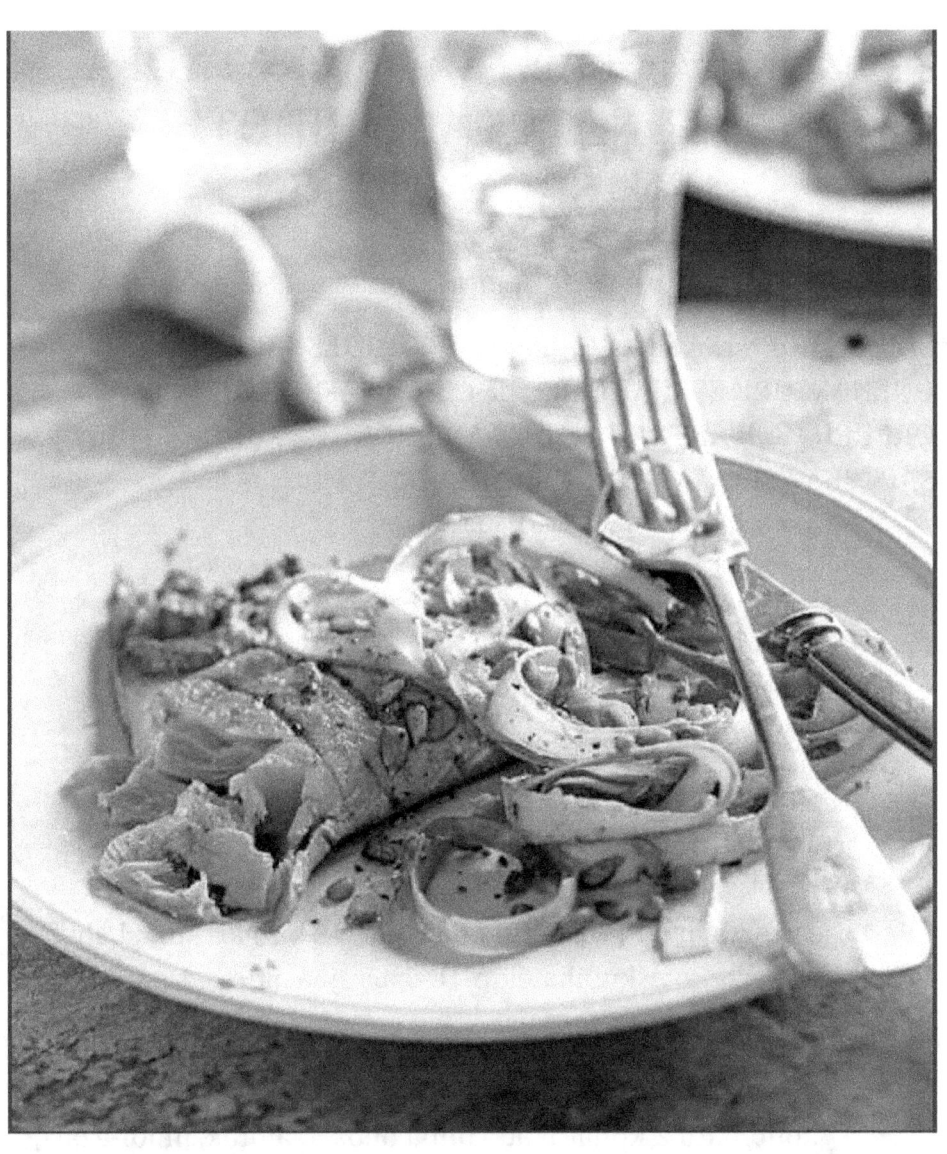

IZOKINA PLANTXAN ALKATXOFA MARINATUTAKO BIHOTZ ENTSALADAREKIN

PRESTAKETA:20 minutu parrillan: 12 minutu egiten: 4 anoa

SARRITAN ENTSALADA PRESTATZEKO TRESNARIK ONENAKZURE ESKUAK DIRA. LETXUGA SAMURRAK ETA ORBURUAK PLANTXAN ENTSALADA HONETAN UNIFORMEKI SARTZEA ESKU GARBIEKIN EGITEA DA.

- 6 ontzako izokin xerra fresko edo izoztuak
- 1 9 ontzako pakete izoztutako alkatxofa bihotz, desizoztu eta xukatu
- 5 koilarakada oliba olio
- 2 koilarakada txalota txikituta
- 1 koilarakada limoi-azala fin-fin birrindua
- ¼ Kopako limoi-zuku freskoa
- 3 koilarakada oregano freskoa txikituta
- ½ koilaratxo piper beltz eho berria
- 1 koilarakada Mediterraneoko ongailu (ikus diru-sarrerak)
- 5 oz-ko letxuga mistoko pakete 1

1. Desizoztu arraina, izoztuta badago. Garbitu arraina; Lehortu paperezko eskuoihalekin. Utzi arraina alde batera.

2. Ontzi ertain batean bota orburu-bihotzak 2 koilarakada oliba olioarekin; alde batera utzi. Ontzi handi batean, konbinatu 2 koilarakada oliba olioa, txalotak, limoi-azala, limoi zukua eta oreganoa; alde batera utzi.

3. Ikatz- edo gas-parrillarako, jarri orburu-bihotzak parrillako saski batean eta zuzenean parrillan su ertain-altuan. Estali eta parrillan 6 eta 8 minutuz edo ondo igurtzi eta berotu

arte, maiz irabiatuz. Kendu orburuak parrillatik. 5 minutuz hozten utzi eta orburuak gehitu txalota nahasketari. Ondu piperrarekin; jantzi estali. Alde batera utzi.

4. Izokina gainontzeko koilarakada 1 olioarekin garbitu; Mediterraneoko ongailuz hautseztatu. Jarri izokina plantxan, alde onduan behera, zuzenean su ertain-altuan. Estali eta parrillan 6 eta 8 minutuz edo sardexka batekin probatzen denean arraina zatitzen hasten den arte, erretzearen erdian behin arretaz biraka.

5. Gehitu letxugak ontzira marinatutako orburuekin; bota astiro-astiro estaltzeko. Zerbitzatu entsalada izokin errearekin.

FLASH LABEAN SALBIA-TXILE IZOKINA TOMATE SALTSAREKIN

PRESTAKETA: 35 minutu Hoztu: 2 eta 4 ordu Errea: 10 minutu Edaten du: 4 anoa

"FLASH-ROASTING" TEKNIKARI DAGOKIOLABEAN ZARTAGIN LEHOR BAT TENPERATURA ALTUAN BEROTZEKO, GEHITU OLIO PIXKA BAT ETA ARRAINA, OILASKOA EDO HARAGIA (TXIRRIRA EGITEN DUENA!), ETA LABEAN AMAITU PLATERA. AZKAR ERRETZEAK EGOSKETA DENBORA MURRIZTEN DU ETA LURRAZAL KURRUSKARI GOXOA SORTZEN DU KANPOALDEAN - ETA BARRUALDE MAMITSU ETA ZAPORETSUA.

IZOKINA

- 4 5 eta 6 ontzako izokin xerrak freskoak edo izoztuak
- 3 koilarakada oliba olio
- ¼ Kopako tipula fin-fin txikituta
- 2 baratxuri ale, zuritu eta xerratan moztuta
- 1 koilarakada martorri ehoa
- 1 koilarakada ehoko kuminoa
- 2 koilarakada piperrauts gozoa
- 1 koilaratxo oregano lehorra, birrindua
- ¼ koilaratxo piper kaiena
- ⅓ Kopako limoi zuku freskoa
- 1 koilarakada salbia freskoa txikituta

TOMATE SALTSA BERDEA

- 1 ½ edalontzi txikitutako tomate berde sendoak
- ⅓ Kopako tipula gorri txikitua
- 2 koilarakada cilantro freskoa txikituta
- 1 jalapeno, hazia eta txikituta (ikus<u>punta</u>)
- 1 baratxuri ale, xehatuta
- ½ koilaratxo ehoko kuminoa

¼ koilaratxo chili hautsa

2 eta 3 koilarakada limoi fresko zuku

1. Desizoztu arraina, izoztuta badago. Garbitu arraina; Lehortu paperezko eskuoihalekin. Utzi arraina alde batera.

2. Salbia-pasta egiteko, kazola txiki batean, konbinatu koilarakada 1 oliba olioa, tipula eta baratxuria. Su motelean egosi 1 edo 2 minutuz edo usaintsu arte. Irabiatu martorri eta kuminoa; egosi eta irabiatu 1 minutuz. Nahasi piperrautsa, oreganoa eta piperbeltza; egosi eta irabiatu 1 minutuz. Gehitu limoi zukua eta salbia; egosi eta irabiatu 3 minutu inguru edo, besterik gabe, pasta leun bat sortu arte; Cool.

3. Behatzak erabiliz, estali xerrak salbia-pastaz. Jarri arraina edalontzi edo plater ez erreaktibo batean; ondo estali plastikozko paperarekin. Hoztu 2 eta 4 orduz.

4. Bitartean, salsarako, ontzi ertain batean, konbinatu tomateak, tipula, cilantroa, jalapeñoa, baratxuria, kuminoa eta pipermin hautsa. Nahastu ondo nahasteko. Ura limoi zukuarekin; jantzi estali.

4. Gomazko espatula erabiliz, kendu izokinari ahalik eta orerik handiena. Baztertu karpeta.

5. Jarri burdinurtuzko zartagin handi bat labean. Piztu labea 500 °F-ra. Berotu labea zartaginarekin.

6. Kendu zartagin beroa labetik. Bota 1 koilarakada oliba olio zartaginera. Estali zartagina zartaginaren hondoa olioz estaltzeko. Jarri xerrak zartaginean, azala behera. Ornitu xerrak gainerako oliba olio koilarakada batekin.

7. Egosi izokina 10 bat minutuz edo sardexka batekin probatzean arraina malutaka hasten den arte. Zerbitzatu arraina perrexilarekin.

IZOKIN ERREA ETA ZAINZURIAK PAPILLOTEAN LIMOI ETA HUR PESTOAREKIN

PRESTAKETA:20 minutu Errea: 17 minutu Ematen du: 4 anoa

"EN PAPILLOTE" SUKALDARITZAK PAPEREAN PRESTATZEA BESTERIK EZ DA ESAN NAHI.ARRAZOI ASKORENGATIK PRESTATZEKO MODU EDERRA DA. ARRAINA ETA BARAZKIAK PERGAMINO-PAKETEAREN BARRUAN LURRUNTZEN DIRA, ZUKUAK, ZAPOREA ETA MANTENUGAIAK ZIGILATZEN DITUZTE, ETA GERO EZ DAGO LAPIKO ETA ZARTAGINIK GARBITZEKO.

6 ontzako izokin xerra fresko edo izoztuak

1 Kopako arin josia albahaka hosto freskoa

1 Kopako perrexil hosto freskoa arin josia

½ Kopako hur, txigortuak*

5 koilarakada oliba olio

1 koilaratxo fin-fin birrindua limoi azala

2 koilarakada limoi freskoa

1 baratxuri ale, xehatuta

1 kilo zainzuri fin, moztuta

4 koilarakada ardo zuri lehorra

1. Desizoztu izokina, izoztuta badago. Garbitu arraina; Lehortu paperezko eskuoihalekin. Berotu labea 400 °F-ra.

2. Pestorako, irabiagailuan edo elikagai-prozesadorean, konbinatu albahaka, perrexila, hurrak, oliba olioa, limoi-azala, limoi zukua eta baratxuria. Estali eta nahastu edo prozesatu leun arte; alde batera utzi.

3. Moztu 12 hazbeteko lau karratu pergamino paper. Pakete bakoitzeko, jarri izokin xerra bat pergamino karratu baten erdian. Gainean zainzurien laurden bat eta pestoaren 2-3 koilarakada; busti koilarakada 1 ardoarekin. Jarri pergamino-paperaren bi aldeak elkarrekin eta tolestu arrainaren gainean hainbat aldiz. Tolestu pergaminoaren ertzak zigilatzeko. Errepikatu beste hiru sorta egiteko.

4. Labean 17 eta 19 minutuz edo sardexka batekin probatzen denean arraina malutaka hasten den arte (kontu handiz ireki paketea prest dagoen egiaztatzeko).

* Aholkua: hurrak txigortzeko, berotu labea 350 °F-ra. Zabaldu intxaurrak geruza bakarrean labeko ontzi batean. Labean 8 eta 10 minutuz edo apur bat gorritu arte, behin irabiatuz gorritzeko. Intxaurrak pixka bat hoztu. Jarri fruitu lehorrak epelak sukaldeko eskuoihal garbi batean; eskuoihalarekin igurtzi azala solteak kentzeko.

IZOKIN ONDUA PERRETXIKO ETA SAGAR SALTSAREKIN

HASIERATIK AMAIERARA: 40 minutuko egiten: 4 anoa

IZOKIN XERRA OSOAONDDO SALTEATU, TXALOTA, GORRI ZURITUTAKO SAGAR XERRAK NAHASTUTA ETA ESPINAKA BERDE DISTIRATSUKO OHE BATEAN ZERBITZATUTA, PLATER HARRIGARRI BAT EGITEN DU GONBIDATUEI ZERBITZATZEKO.

1 ½ kilo izokin xerra osoa freskoa edo izoztua, azalarekin

1 koilarakada mihilu haziak, fin-fin xehatuta*

½ koilaratxo salbia lehorra, birrindua

½ koilarakada martorri ehoa

¼ koilaratxo mostaza lehorra

¼ koilaratxo piper beltza

2 koilarakada oliba olio

1½ edalontzi perretxiko freskoak, laurdenetan banatuta

1 txalota ertaina, xerra finetan moztuta

Sukaldatzeko sagar txiki 1, laurdenetan, zulotan eta xerra meheetan

¼ Kopako ardo zuri lehorra

4 edalontzi espinaka freskoak

Salbia fresko adar txikiak (aukerakoa)

1. Desizoztu izokina, izoztuta badago. Aurrez berotu labea 425 ° F-ra. Hornitu gozogintzako xafla handi bat pergamino-paperarekin; alde batera utzi. Garbitu arraina; Lehortu paperezko eskuoihalekin. Jarri izokina, azala behera, prestatutako labean. Ontzi txiki batean, konbinatu mihilu haziak, ½ koilarakada salbia lehorra, martorri, mostaza eta piperra. Izokinaren gainean hautseztatu uniformeki; hatzekin igurtzi.

2. Neurtu arrainaren lodiera. Egosi izokina 4 eta 6 minutuz ½ hazbeteko lodierako edo arraina sardexka batekin probatzen denean maluta hasten den arte.

3. Bitartean, zartagin saltsarentzat, zartagin handi batean oliba olioa berotu su ertainean. Gehitu perretxikoak eta txalota; egosi 6 eta 8 minutu edo perretxikoak samurrak eta marroitzen hasi arte, noizean behin irabiatuz. Gehitu sagarra; estali eta egosi eta irabiatu beste 4 minutuz. Gehitu ardoa kontu handiz. Egosi, estali gabe, 2 edo 3 minutuz edo sagar xerrak samurrak egon arte. Koilara kaskarra erabiliz, transferitu perretxiko nahasketa ontzi ertainera; estali beroa mantentzeko.

4. Zartagin berean, egosi espinakak minutu 1 edo espinakak zimeldu arte, etengabe nahastuz. Banatu espinakak lau platerren artean. Moztu izokin xerra lau zati berdinetan, azala moztuz baina ez. Erabili espatula handi bat izokin zatiak azaletik kentzeko; jarri izokin zati bat espinaketan plater bakoitzean. Onddo nahasketa uniformeki bota izokinaren gainean. Nahi izanez gero, apaindu salbia freskoarekin.

*Aholkua: Erabili mortero bat edo espeziak artezteko mihiluhaziak fin-fin ehotzeko.

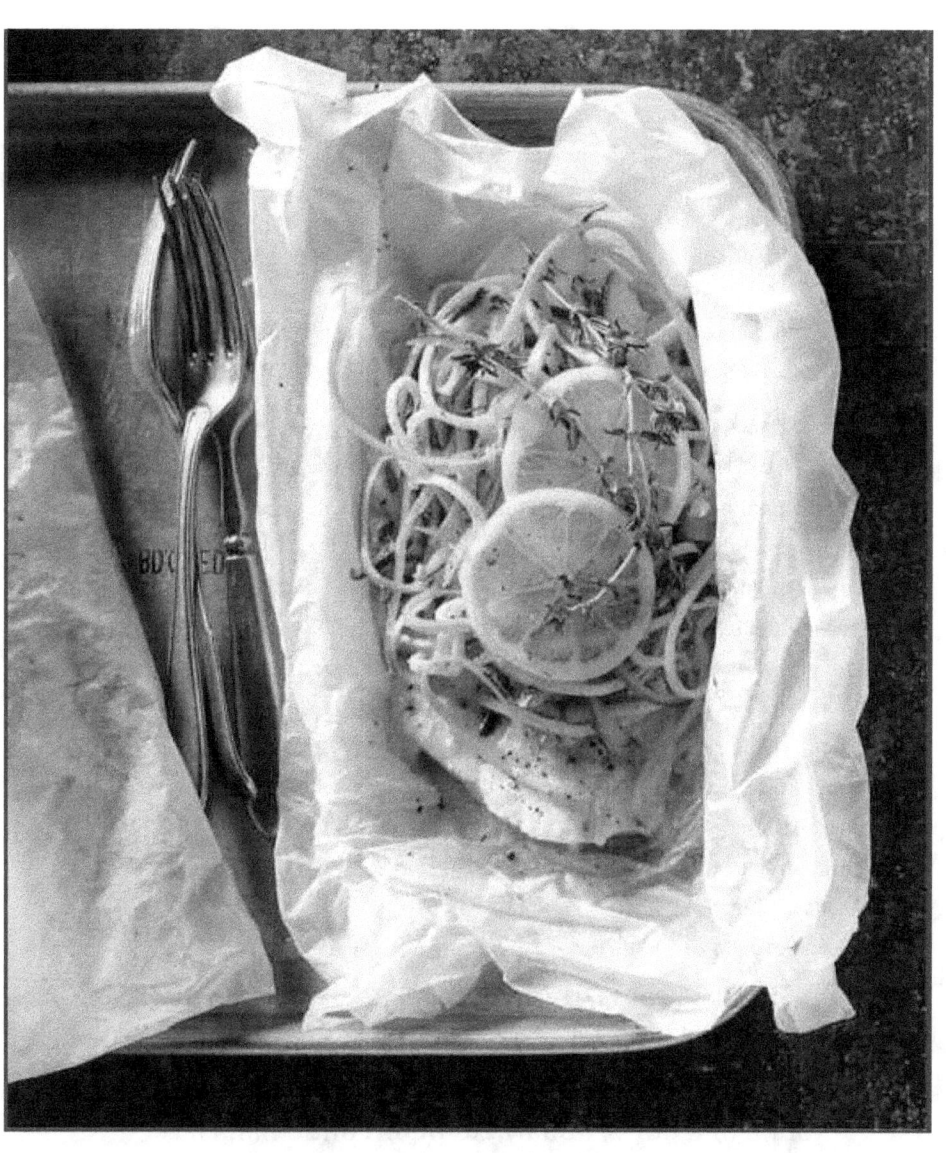

MIHIA PAPILLOTEAN JULIENNE BARAZKIEKIN

PRESTAKETA:30 minutu egosi: 12 minutu egiten: 4 anoa<u>ARGAZKIA</u>

ZALANTZARIK GABE, BARAZKIAK JULIANA DITZAKEZUSUKALDARIAREN AIZTO OSO ZORROTZ BATEKIN, BAINA DENBORA ASKO BEHAR DA. JULIENNE ZURITZEKO BAT (IKUS<u>"EKIPOA"</u>) LAN AZKARRA EGITEN DU BARAZKI-ZERRENDA LUZEAK, MEHEAK ETA ETENGABEKO FORMAK SORTZEKO.

4 6 ontza halibut freskoa edo izoztua, halibut edo beste arrain zuri sendoko xerrak

1 kalabazin julianan moztuta

1 azenario handi julianan moztuta

Tipula gorri baten erdia, juliana moztuta

2 tomate erroma, haziak eta lodi txikituta

2 baratxuri ale, xehatuta

1 koilarakada oliba olio

½ koilaratxo piper beltza

1 limoi, 8 xerra finetan moztuta, haziak kenduta

8 ezkai fresko adarrak

4 koilarakada oliba olioa

¼ Kopako ardo zuri lehorra

1. Desizoztu arraina, izoztuta badago. Berotu labea 375 ° F-ra. Ontzi handi batean, konbinatu kalabazinak, azenarioak, tipulak, tomateak eta baratxuriak. Gehitu koilarakada 1 oliba olio eta ¼ koilaratxo piper; ondo nahasi konbinatzeko. Jarri barazkiak alde batera.

2. Moztu 14 hazbeteko lau karratu pergamino paper. Garbitu arraina; Lehortu paperezko eskuoihalekin. Jarri xerra bat karratu bakoitzaren erdian. Gainerako ¼ koilaratxo piperrekin hautseztatu. Jarri barazkiak, limoi zatiak eta

ezkai-adarrak xerroen gainean, uniformeki banatuz. Jarri pila bakoitza koilarakada 1 oliba olio eta koilarakada 1 ardo zuriz.

3. Aldi berean pakete batekin lan eginez, altxa pergamino-paperaren bi aldeak eta tolestu arraina hainbat aldiz. Tolestu pergaminoaren ertzak zigilatzeko.

4. Antolatu paketeak labeko ontzi handi batean. Labean 12 minutu inguru edo sardexka batekin probatzean arraina malutaka hasten den arte (kontu handiz ireki paketea prest dagoen egiaztatzeko).

5. Zerbitzatzeko, pakete bakoitza plater batean jarri; arretaz ireki paketeak.

ARRAIN-TAKOAK ARUGULA PESTOAREKIN LIMOI KREMA KETUA

PRESTAKETA:30 minutu parrillan: 4 eta 6 minutu ½ hazbeteko lodi bakoitzeko Emaitza: 6 anoa

BAKAILAOA MIHIAREKIN ORDEZ DEZAKEZU- TILAPIA EZ BESTERIK. TILAPIA, ZORITXARREZ, ARRAINENTZAKO AUKERARIK TXARRENETAKO BAT DA. IA UNIBERTSALKI HAZTEN DA BASERRIETAN ETA ASKOTAN BALDINTZA IZUGARRIETAN; BERAZ, TILAPIA IA NONAHIKOA DEN ARREN, SAIHESTU EGIN BEHAR DA.

4 halibut xerra fresko edo izoztuak, 4 eta 5 ontza, hazbeteko ½ lodiera

1 arugula pestorako errezeta (ikus diru-sarrerak)

½ Kopako anaardo krema (ikus diru-sarrerak)

1 koilarakada ongarri ketua (ikus diru-sarrerak)

½ koilaratxo fin-fin birrindua limoi azala

12 letxuga hosto

1 aguakate heldua, erdibitua, hazia, zurituta eta xerra finetan

1 Kopako tomate txikituta

¼ Kopako cilantro freskoa txikituta

1 limoia, zatitan moztuta

1. Desizoztu arraina, izoztuta badago. Garbitu arraina; Lehortu paperezko eskuoihalekin. Utzi arraina alde batera.

2. Igurtzi arugula pestoa arrainaren bi aldeetan.

3. Ikatza edo gasa erretzeko, jarri arraina koipeztatutako parrillan zuzenean su ertainean. Estali eta parrillan 4 edo 6 minutuz edo sardexka batekin probatzen denean arraina zatitzen hasten den arte, erretzeko erdibidean behin biraka.

4. Bitartean, limoi ketua krema egiteko, ontzi txiki batean anaardo krema, limoi ketua espezia eta limoi azala konbinatu.

5. Sardexka batekin arraina zatitan zatitu. Bete gurina-orriak arrain, aguakate eta tomate xerrarekin; zilantroarekin hautseztatu. Zirimiri takoak Smoky Lime Kremarekin. Zerbitzatu lima-ziriekin takoen gainean estutzeko.

MIHI-ZOLA ALMENDRA AZALAREKIN

PRESTAKETA:15 minutu egosi: 3 minutu egiten: 2 anoa

ALMENDRA-IRIN PIXKA BAT BESTERIK EZLURRAZAL POLITA SORTZEN DU ARRAIN FRIJITU AZKAR HONETAN, MAIONESA KREMATSUAREKIN ETA LIMOI FRESKOAREKIN ZERBITZATUTA.

12 ontza halibut xerrak freskoak edo izoztuak

1 koilarakada limoi-belar ongailu (ikus diru-sarrerak)

¼ eta ½ koilaratxo piper beltza

⅓ Kopako almendra irina

2 eta 3 koilarakada oliba olio

¼ Kopako Paleo Mayo (ikus diru-sarrerak)

1 koilaratxo txikitutako aneta freskoa

limoi xerrak

1. Desizoztu arraina, izoztuta badago. Garbitu arraina; Lehortu paperezko eskuoihalekin. Ontzi txiki batean, konbinatu lemongrass ongarri eta piperra. Estali xerrak ontzeko nahasketaz bi aldeak, arinki sakatuz atxikitzeko. Zabaldu almendra irina plater handi batean. Dragatu xerra bakoitzaren alde bat almendra-irinarekin, arin sakatuz atxikitzeko.

2. Zartagin handi batean, berotu nahikoa olio zartagina estaltzeko su ertain-altuan. Gehitu arraina, alde estalita behera. Egosi 2 minutuz. Arretaz buelta arraina; egosi minutu 1 gehiago edo arraina sardexka batekin probatzen denean malutaka hasten den arte.

3. Apaintzeko, ontzi txiki batean, konbinatu Paleo Mayoa eta aneta. Zerbitzatu arraina saltsarekin eta limoi xerrarekin.

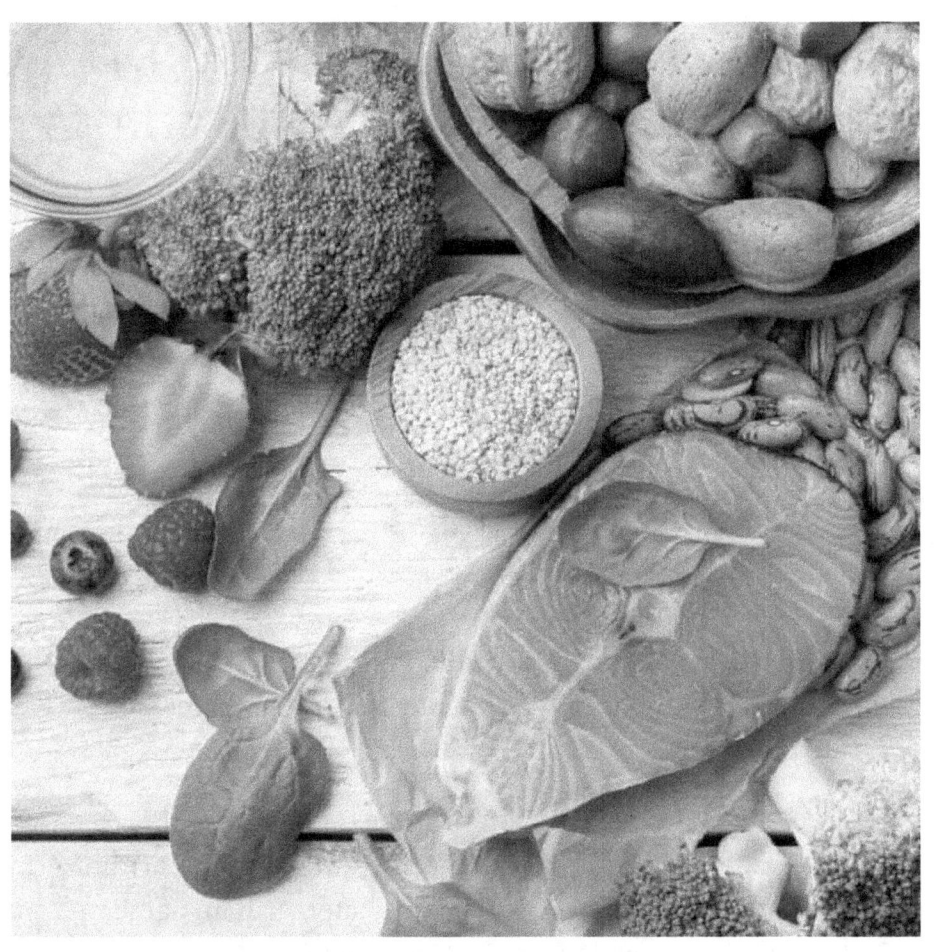

BAKAILAO ETA KALABAZIN PAKETEAK PLANTXAN MANGO ETA ALBAHAKA SALTSAREKIN

PRESTAKETA:20 minutu parrillan: 6 minutu egiten: 4 anoa

1 eta 1 ½ kilo bakailao freskoa edo izoztua, ½ eta 1 hazbeteko lodiera
24 hazbeteko luzera eta 12 hazbeteko zabalerako 4 pieza
1 kalabazin ertaina, juliana
Lemongrass ongarria (ikusdiru-sarrerak)
¼ Kopako Chipotle Paleo Mayo (ikusdiru-sarrerak)
1 eta 2 koilarakada mango heldua purea*
1 koilarakada limoi freskoa edo limoi zukua edo arroz ardo ozpina
2 koilarakada albahaka freskoa txikituta

1. Desizoztu arraina, izoztuta badago. Garbitu arraina; Lehortu paperezko eskuoihalekin. Moztu arraina zerbitzatu tamainako lau zatitan.

2. Tolestu aluminiozko paper zati bakoitza erditik 12 hazbeteko karratu lodi bikoitza sortzeko. Jarri arrain zati bat aluminiozko paper karratu baten erdian. Gainean kalabazinaren laurden bat jarri. Lemongrass ongailuarekin hautseztatu. Ireki paperaren kontrako bi alde eta tolestu hainbat aldiz kalabazinaren eta arrainaren gainean. Tolestu aluminiozko paperaren muturrak. Errepikatu beste hiru sorta egiteko. Janzteko, ontzi txiki batean, konbinatu Chipotle Paleo Mayo, mangoa, limoi zukua eta albahaka; alde batera utzi.

3. Egur-ikatza edo gas parrilla baterako, jarri paketeak olioz egindako parrillan zuzenean su ertainean. Estali eta parrillan 6 eta 9 minutuz edo arraina sardexka batekin

probatzen denean eta kalabazin kurruskaria dagoen arte (ireki paketea arretaz prest dagoen probatzeko). Ez eman paketeak parrillan erretzean. Estali zati bakoitza saltsarekin.

*Aholkua: mango purerako, nahastu ¼ kopa mango txikituta eta koilarakada 1 ur irabiagailuan. Estali eta nahastu leuna arte. Gehitu gainerako mango-purea irabiatu bati.

RIESLING BAKAILAOA TOMATE BETEEKIN PESTOAREKIN

PRESTAKETA:30 minutu egosi: 10 minutu egiten: 4 anoa

1 eta 1½ kilo bakailao xerrak freskoak edo izoztuak, hazbete inguruko lodiera

4 tomate erromatarrak

3 koilarakada albahaka pesto (ikus diru-sarrerak)

¼ koilaratxo piper beltz pitzatu

1 Kopako Riesling lehorra edo Sauvignon Blanc

1 adar ezkai freskoa edo ½ koilarakada ezkai lehorra, birrindua

1 erramu hosto

½ edalontzi ur

2 koilarakada tipulina txikitua

limoi xerrak

1. Desizoztu arraina, izoztuta badago. Moztu tomateak erditik horizontalean. Kendu haziak eta haragi batzuk. (Tomatea etzanda behar izanez gero, moztu oso xerra fin bat amaieran, tomatearen hondoan zulorik ez egiteko kontuz.) Jarri pesto koilaratxo bat tomatearen erdi bakoitzean; piper pitzatuarekin hautseztatu; alde batera utzi.

2. Garbitu arraina; Lehortu paperezko eskuoihalekin. Moztu arraina lau zatitan. Jarri lurrunezko saski bat estalki estu batekin zartagin handi batean. Gehitu ½ hazbete inguru ur zartaginean. Ekarri irakiten; murriztu beroa ertaina. Gehitu tomateak, ebakiak gora, saskira. Estali eta lurrun 2 edo 3 minutuz edo berotu arte.

3. Kendu tomateak plater batera; estali beroa mantentzeko. Kendu lurrunezko saskia zartaginetik; ura bota. Gehitu ardoa, ezkaia, erramu hostoa eta ½ kopa ur zartaginean.

Ekarri irakiten; Murriztu beroa ertain-baxura. Gehitu arraina eta tipulina. Egosi, estalita, 8 eta 10 minutuz edo sardexka batekin probatzen denean arraina zatitzen hasten den arte.

4. Ureztatu arraina salda pixka batekin. Zerbitzatu arraina pestoz eta limoi xerrez betetako tomateekin.

BAKAILAOA PISTATXO-AZALEAN ETA MARTORRI PLANTXAN ERRETAKO PATATA GOZOEN GAINEAN

PRESTAKETA:20 minutuko labean: 10 minutuko labean: 4 eta 6 minutu ½ hazbeteko lodi bakoitzeko Ematen du: 4 anoa

1 eta 1½ kilo bakailao freskoa edo izoztua

Oliba olioa edo koko olio findua

2 koilarakada pistatxo, intxaurrak edo almendra ehoa

1 arrautza zuringoa

½ koilaratxo fin-fin birrindua limoi azala

1½ kg patata gozoa, zuritu eta zatitan moztuta

2 baratxuri ale

koilaratxo 1 koko olio

1 koilarakada jengibre freskoa birrindua

½ koilaratxo ehoko kuminoa

¼ Kopako koko esnea (Naturen Way bezala)

4 koilarakada cilantro pesto edo albahaka pesto (ikusdiru-sarrerak)

1. Desizoztu arraina, izoztuta badago. Aurrez berotu oilaskoa. Olioa birrindu zartagin bat. Ontzi txiki batean, konbinatu intxaurrak, arrautza zuringoak eta limoi azala; alde batera utzi.

2. Patata pureetarako, kazola ertainean egosi patata gozoak eta baratxuriak 10 eta 15 minutuz estali ahal izateko nahikoa ur irakinetan edo bigundu arte. Hustuketa; itzuli patata eta baratxuria lapikora. Patata birringailua erabiliz, patata gozoak birrindu. Nahastu 1 koilarakada koko olioa, jengibrea eta kuminoa. Birrindu koko esnean arina eta leuna izan arte.

3. Garbitu arraina; Lehortu paperezko eskuoihalekin. Moztu arraina lau zatitan eta jarri berotu gabeko zartagin baten parrillan. Tolestu edozein ertz meheen azpian. Zabaldu zati bakoitza Cilantro Pestoarekin. Jarri fruitu lehor nahasketa pestora eta zabaldu astiro-astiro. Parrillan arraina berotik 4 hazbeteko 4 eta 6 minutuz ½ hazbeteko lodi bakoitzeko edo sardexka batekin probatzen denean arraina malutatzen hasten den arte, estaldura erretzen hasten bada erretzen ari zaren bitartean paperarekin estali. Zerbitzatu arraina patata gozoekin.

BAKAILAOA ERROMEROAREKIN ETA MANDARINA BROKOLI ERREAREKIN

PRESTAKETA:15 minutu Marinada: Gehienez 30 minutu Sukaldatzea: 12 minutu Ematen du: 4 anoa

1 eta 1½ kilo bakailao freskoa edo izoztua

1 koilaratxo fin-fin birrindua mandarina azala

½ Kopako mandarina freskoa edo laranja zukua

4 koilarakada oliba olio

2 koilarakada erromero freskoa txikituta

¼ eta erdi koilaratxo piper beltz pitzatu

1 koilaratxo fin-fin birrindua mandarina azala

3 edalontzi brokoli loreak

¼ koilaratxo piper gorria

Mandarina xerrak, haziak kenduta

1. Berotu labea 450 °F-ra. Desizoztu arraina, izoztuta badago. Garbitu arraina; Lehortu paperezko eskuoihalekin. Moztu arraina zerbitzatu tamainako lau zatitan. Neurtu arrainaren lodiera. Sakonera gutxiko plater batean mandarina azala, mandarina zukua, 2 koilarakada oliba olioa, erromeroa eta piper beltza; gehitu arraina. Estali eta hozkailuan marinatu 30 minutuz.

2. Ontzi handi batean, bota brokolia gainerako 2 koilarakada oliba olioarekin eta piper gorri birrinduarekin. Jarri 2 litroko labeko ontzi batean.

3. Sueztitu labeko ontzi bat olio gehiagorekin. Xukatu arraina, marinada erreserbatuz. Jarri arraina zartaginean, ertz meheetan sartuz. Jarri arraina eta brokolia labean. Egosi brokolia 12 eta 15 minutuz edo kurruskaria izan arte, egosketaren erdian behin irabiatuz. Egosi arraina 4 eta 6

minutuz ½ hazbeteko lodi bakoitzeko edo sardexka batekin probatzen denean arraina malutatzen hasten den arte.

4. Zartagin txiki batean, jarri erreserbatutako marinada irakiten; egosi 2 minutuz. Bota marinada egositako arrainaren gainean. Zerbitzatu arraina brokoli eta mandarina xerrarekin.

BAKAILAO-LETXUGA-ONTZIAK ERREFAU ESKABEKIN

PRESTAKETA:20 minutu Erreserba: 20 minutu Labean: 6 minutu Edaten du: 4 anoaARGAZKIA

1 kg bakailao xerra freskoa edo izoztua

6 errefau txikituta

6 eta 7 koilarakada sagardo ozpin

½ koilaratxo ehoa piper gorria

2 koilarakada koko olio findurik

¼ Kopako almendra gurina

1 baratxuri ale, xehatuta

2 koilarakada jengibre fin-fin birrindua

2 koilarakada oliba olio

1½ eta 2 koilarakada curry hauts gatz gehitu gabe

4 eta 8 gurin letxuga hosto edo hosto letxuga hosto

1 piper gorri, juliana zerrendatan moztua

2 koilarakada cilantro freskoa txikituta

1. Desizoztu arraina, izoztuta badago. Ontzi ertain batean, konbinatu errefauak, 4 koilarakada ozpin eta ¼ koilarakada piper gorri birrindua; utzi atseden 20 minutuz, noizean behin irabiatuz.

2. Almendra-gurin saltsarentzat, kazola txiki batean, koko olioa su motelean urtu. Irabiatu almendra gurina leun arte. Nahastu baratxuria, jengibrea eta gainerako ¼ koilaratxo piper gorri birrindua. Kendu sutik. Gehitu gainerako 2 eta 3 koilarakada sagardo ozpina, irabiatuz leun arte; alde batera utzi. (Saltsa pixka bat lodituko da ozpina gehitzean.)

3. Garbitu arraina; Lehortu paperezko eskuoihalekin. Zartagin handi batean olioa berotu eta curry su ertainean. Gehitu

arraina; egosi 3 eta 6 minutuz edo sardexka batekin probatzen denean arraina malutatzen hasten den arte, egosketa denboraren erdian behin buelta emanez. Bi sardexka erabiliz, xehatu arraina lodiki.

4. Xukatu errefauak; bota marinada. Jarri arrain batzuk, piper zerrendak, errefau nahasketa eta almendra-gurin saltsa letxuga hosto bakoitzean. Cilantroarekin hautseztatu. Bilatu papera betegarriaren inguruan. Nahi izanez gero, ziurtatu egurrezko hortzekin bilgarriak.

HADDOCK LABEAN LIMOI ETA MIHILUAREKIN

PRESTAKETA: 25 minutu errea: 50 minutu egiten: 4 anoa

HADDOCK, ABADEJO ETA BAKAILAOA DUTEZAPORE LEUNEKO MAMI ZURI SENDOA. ERREZETA GEHIENETAN TRUKAGARRIAK DIRA, BELAR ETA ARDOAREKIN ERRETAKO ARRAIN ETA BARAZKIEN PLATER SINPLE HONETAN BARNE.

- 4 6 ontzako hadock, pollock edo bakailao xerra fresko edo izoztuak, ½ hazbete inguruko lodiera
- Mihilu erraboil handi 1, zuloa eta xerratan moztuta, hostoak gordeta eta txikituta
- 4 azenario ertain, bertikalki erdibituak eta 2-3 hazbeteko luzerako zatitan moztuta
- 1 tipula gorri, erdibana eta xerratan moztuta
- 2 baratxuri ale, xehatuta
- 1 limoi, xerra finetan
- 3 koilarakada oliba olio
- ½ koilaratxo piper beltza
- ¾ Kopako ardo zuri lehorra
- 2 koilarakada perrexil freskoa fin-fin txikituta
- 2 koilarakada mihilu hosto fresko txikituta
- 2 koilarakada limoi-azala fin-fin birrindua

1. Desizoztu arraina, izoztuta badago. Berotu labea 400 °F-ra. 3 litro laukizuzeneko gozogintzako plater batean, konbinatu mihilua, azenarioak, tipula, baratxuria eta limoi zatiak. Bota 2 koilarakada oliba olio eta bota ¼ koilaratxo piper; jantzi estali. Bota ardoa platera. Estali platera aluminiozko paperarekin.

2. Labean 20 minutuz. Ezagutu; nahastu barazki nahasketa. Egosi 15 eta 20 minutu gehiago edo barazkiak samurrak eta kurruskariak izan arte. Nahastu barazki nahasketa.

Bota arraina gainerako ¼ koilaratxo piperrekin; jarri arraina barazki-nahastearen gainean. Bota gainontzeko koilarakada 1 oliba olioarekin. Labean 8 eta 10 minutu inguru edo sardexka batekin probatzen denean arraina malutaka hasten den arte.

3. Ontzi txiki batean, konbinatu perrexila, mihilu hostoak eta limoi azala. Zerbitzatzeko, banatu arraina eta barazki nahasketa plater artean. Bota zartaginen zukua arrainaren eta barazkien gainean. Perrexil nahasketa hautseztatu.

PECAN LURRAZALEKO SNAPPER REMOULADE ETA CAJUN ESTILOKO OKRA ETA TOMATEAREKIN

PRESTAKETA:1 ordu egosi: 10 minutu egosi: 8 minutu Edaten du: 4 anoa

KONPAINIARAKO MEREZI DUEN ARRAIN PLATER HAUDENBORA PIXKA BAT BEHAR DA EGITEKO, BAINA ZAPORE ABERATSAK MEREZI DU. REMOULADE - MAIONESA-OINARRITUTAKO SALTSA MOSTAZA, LIMOI ETA CAJUN ONGAILUAREKIN ETA KONFETI PIPER GORRI TXIKITUEKIN, TIPULINAREKIN ETA PERREXILAREKIN - EGUN BAT LEHENAGO EGIN ETA HOZTU DAITEKE.

- 4 koilarakada oliba olio
- ½ Kopako intxaur fin-fin txikituta
- 2 koilarakada perrexil freskoa txikituta
- 1 koilarakada xehatua ezkai freskoa
- 2 8 ontzako snapper xerrak, ½ hazbeteko lodiera
- 4 koilarakada cajun ongailu (ikus diru-sarrerak)
- ½ Kopako tipula txikitua
- ½ Kopako piper berde txikitua
- ½ Kopako apio xehatuta
- 1 koilarakada baratxuri xehatua
- 1 libra okra leka freskoa, 1 hazbeteko lodiko xerratan moztuta (edo zainzuri freskoa, 1 hazbeteko luzeratan moztuta)
- 8 ontza mahats edo cherry tomateak, erdira banatuta
- 2 koilarakada ezkai freskoa txikituta
- piper beltza
- Rémoulade (ikusi errezeta, eskuinean)

1. Zartagin ertainean koilarakada 1 oliba olio bero ertainean. Gehitu intxaurrak eta txigortu 5 minutu inguru edo

urrezko eta lurrintsu arte, maiz irabiatuz. Transferitu fruitu lehorrak ontzi txiki batera eta utzi hozten. Gehitu perrexila eta ezkaia eta utzi.

2. Berotu labea 400 °F-ra. Hornitu gozogintzako xafla bat pergamino paperarekin edo aluminiozko paperarekin. Jarri snapper xerrak labeko xaflan, azala behera, eta bota bakoitza koilaratxo bat Cajun ongailuz. Pasteleko pintzela erabiliz, bota 2 koilarakada oliba olio xerrak. Banatu pekan-nahasketa uniformeki xerrak artean, fruitu lehorrak astiro-astiro sakatuz arrainaren gainazalean, elkarrekin itsats daitezen. Estali arrain-xerrearen eremu guztiak fruitu lehorretan, ahal bada. Egosi arraina 8 eta 10 minutuz edo labana baten puntarekin erraz malutatzen den arte.

3. Zartagin handi batean, berotu gainerako koilarakada 1 oliba olioa su ertain-altuan. Gehitu tipula, piperra, apioa eta baratxuria. Egosi eta irabiatu 5 minutuz edo barazkiak samurrak eta kurruskariak izan arte. Gehitu xerratan okra (edo zainzuriak erabiliz gero) eta tomateak; egosi 5 eta 7 minutu edo okra samurra dagoen arte eta tomateak pitzatzen hasi arte. Kendu sutik eta ezkai eta piper beltzarekin ondu dastatzeko. Zerbitzatu barazkiak snapper eta Rémouladearekin.

Remoulade: Elikagai-prozesadorean pultsu bat ½ Kopako piper gorri txikitua, ¼ Kopako zerbitzari txikituta eta 2 koilarakada perrexil freskoa txikituta egon arte. Gehitu ¼ kopa Paleo Mayo (ikus diru-sarrerak), ¼ kopa Dijon estiloko mostaza (ikus diru-sarrerak), 1½ koilarakada limoi zukua eta ¼ koilarakada Cajun ongailu (ikus diru-sarrerak). Pultsua konbinatu arte. Jarri zerbitzatu ontzi batera eta hoztu zerbitzatu ordura arte. (Remoulade egun bat lehenago egin daiteke eta hoztu).

ESTRAGOIKO HEGALUZE PASTELAK AGUAKATEAREKIN ETA LIME AÏOLIAREKIN

PRESTAKETA:25 minutu egosi: 6 minutu egiten: 4 anoa<u>ARGAZKIA</u>

IZOKINAREKIN BATERA HEGALUZEA AFIN-FIN TXIKITU ETA HANBURGESAK EGITEKO MODUKO ARRAIN ARRAROEN ARTEAN. KONTUZ IBILI HEGALUZEA ELIKAGAI-PROZESADOREAN GEHIEGI EZ PROZESATZEA - GEHIEGI PROZESATZEA ZAILA DA.

- 1 kg hegaluze xerra freskoa edo izoztua
- 1 arrautza zuringoa, arinki irabiatua
- ¾ Kopako lurreko urrezko liho bazkaria
- 1 koilarakada estragoi xehatua edo aneta freskoa
- 2 koilarakada tipulin freskoa xehatuta
- 1 koilaratxo fin-fin birrindua limoi azala
- 2 koilarakada liho olioa, aguakatea edo oliba olioa
- 1 aguakate ertain, hazirik gabe
- 3 koilarakada Paleo Mayo (ikus<u>diru-sarrerak</u>)
- 1 koilaratxo fin-fin birrindua limoi azala
- 2 koilarakada limoi freskoa
- 1 baratxuri ale, xehatuta
- 4 ontza haurra espinakak (estu bildutako 4 edalontzi inguru)
- ⅓ Kopako baratxuri errea ozpin ozpin (ikus<u>diru-sarrerak</u>)
- 1 Granny Smith sagar, makilaren tamainako zatitan moztuta
- ¼ Kopako intxaur erre txikituta (ikus<u>punta</u>)

1. Desizoztu arraina, izoztuta badago. Garbitu arraina; Lehortu paperezko eskuoihalekin. Moztu arraina 1,5 cm-ko zatitan. Jarri arraina elikagai-prozesadore batean; prozesatu on/off pultsuekin fin-fin txikitu arte. (Kontuz

gehiegi ez prozesatzeko edo hanburgesa gogortuko duzu.) Erreserbatu arraina.

2. Ontzi ertain batean, konbinatu arrautza zuringoak, ¼ Kopako liho bazkaria, estragoia, tipulina eta limoi azala. Gehitu arraina; astiro-astiro irabiatu konbinatzeko. Formatu arrain-nahasketa ½ hazbeteko lodierako lau patsetan.

3. Jarri gainerako ½ kopa liho bazkaria azaleko plater batean. Busti pastelak lino-hazien nahasketan, uniformeki estaltzeko.

4. Zartagin handi batean, berotu olioa su ertainean. Egosi hegaluze-patak olio beroan 6 eta 8 minutuz edo berehalako irakurketa-termometroak horizontalean txertatutako pattetan 160 °F erregistratu arte, egosketa-denboraren erdian behin biratuz.

5. Bitartean, aïolirako, ontzi ertainean, ahuakatea sardexka batekin birrindu. Gehitu Paleo Mayo, limoi azala, limoi zukua eta baratxuria. Oratu ondo nahastu eta ia leuna arte.

6. Jarri espinakak ontzi ertain batean. Espinakak busti baratxuri errearekin ozpin-ozpinarekin; jantzi estali. Ano bakoitzerako, plater batean jarri hegaluze patty bat eta espinakaren laurden bat. Gehitu hegaluzea aioli pixka batekin. Gainean espinakak sagar eta intxaurrak. Zerbitzatu berehala.

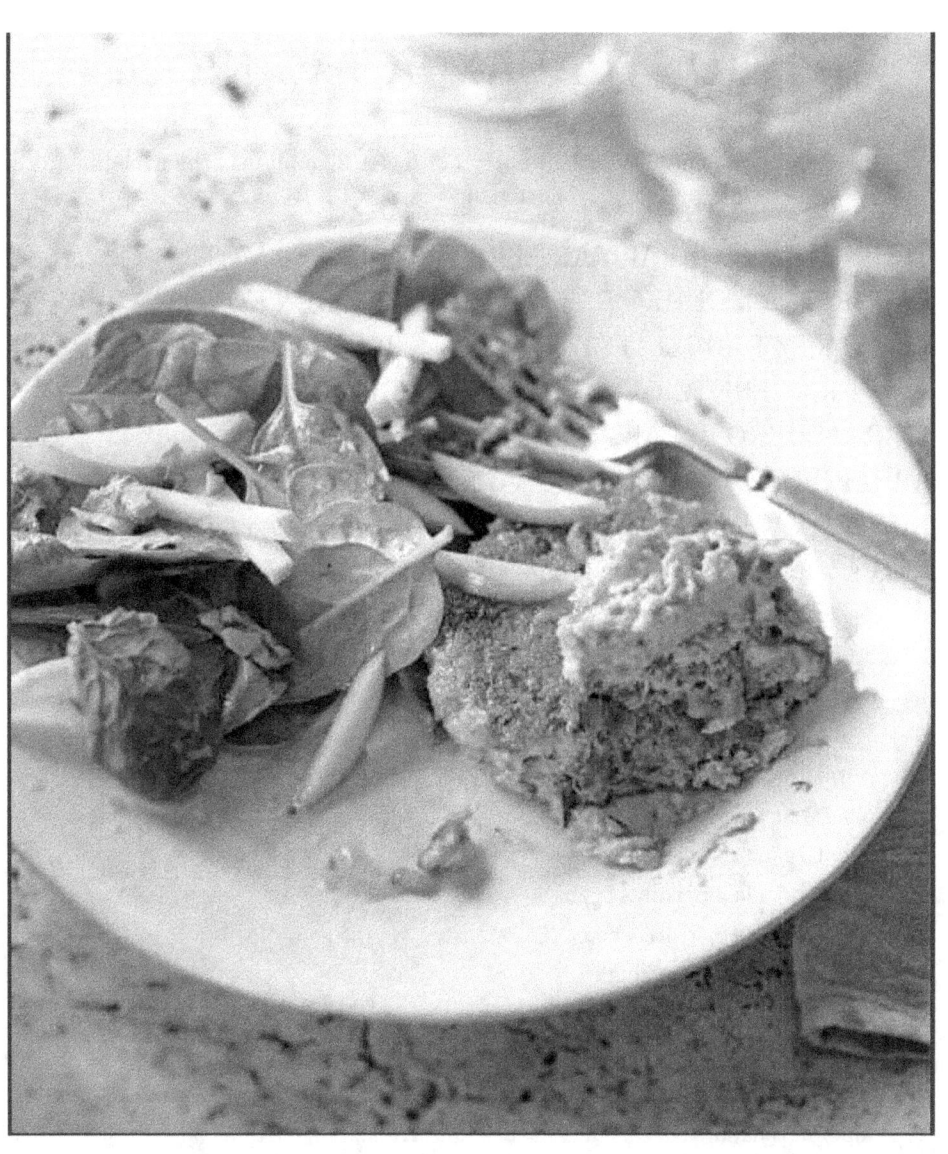

KONTRABAXUA TAGINE

PRESTAKETA:50 minutu Hoztu: 1 eta 2 ordu Labean: 22 minutu Labean: 25 minutu Edaten du: 4 anoa

TAGINE DA IZENABAI IPAR AFRIKAKO PLATER MOTA BAT (MENESTRA MODUKO BAT) BAI EGOSTEN DEN KONO ITXURAKO ELTZEA. EZ BADUZU, ESTALITAKO LABEKO ZARTAGINAK PRIMERAN FUNTZIONATZEN DU. CHERMOULA AFRIKA IPARRALDEKO BELAR LODI BAT DA, GEHIENETAN ARRAINENTZAKO MARINADA GISA ERABILTZEN DENA. HORNITU ARRAIN PLATER KOLORETSU HAU PATATA GOZOEKIN EDO AZALOREAREKIN.

- 4 6 ontzako lupia edo halibut xerra fresko edo izoztuak, azalarekin
- 1 martorri sorta, txikituta
- 1 koilarakada limoi azala birrindua (alde batera utzi)
- ¼ Kopako limoi-zuku freskoa
- 4 koilarakada oliba olio
- 5 baratxuri ale, xehatuta
- 4 koilarakada ehoko kuminoa
- 2 koilarakada piperrauts gozoa
- 1 koilarakada martorri ehoa
- ¼ koilarakada ehoan anis
- 1 tipula handi, zuritu, erdira moztuta eta xerra mehean
- 1 15 ontzako lata dadatu gabe sutan erretako tomateak, xukatu gabe
- ½ Kopako oilasko hezur-salda (ikus diru-sarrerak) edo gatzik gabeko oilasko salda
- Piper hori handi 1, hazia eta ½ hazbeteko zerrendatan moztuta
- 1 piper laranja handi, hazia eta ½ hazbeteko zerrendatan moztuta

1. Desizoztu arraina, izoztuta badago. Garbitu arraina; Lehortu paperezko eskuoihalekin. Jarri arrain xerrak azaleko eta metalezkoa ez den labeko ontzi batean. Utzi arraina alde batera.

2. Chermoula egiteko, nahastu martorria, limoi zukua, 2 koilarakada oliba olio, 4 baratxuri ale xehatuta, kuminoa, piperrautsa, martorria eta anisa irabiagailuan edo elikagai-prozesadorean. Estali eta prozesatu leuna arte.

3. Jarri chermoularen erdia arrainaren gainean, bi aldeak estaltzeko arrainari buelta emanez. Estali eta hozkailuan 1 edo 2 orduz. Estali gainerako chermoula; utzi giro-tenperaturan behar arte.

4. Berotu labea 325 °F-ra. Zartagin handi batean, berotu gainerako 2 koilarakada olioa su ertain-altuan. Gehitu tipula; egosi eta irabiatu 4-5 minutuz edo samurra arte. Gehitu gainerako 1 baratxuri ale xehatua; egosi eta irabiatu 1 minutuz. Gehitu erreserbatutako chermoula, tomateak, oilasko hezur-salda, piper zerrendak eta limoi-azala. Ekarri irakiten; beroa murriztu. Egosi, estali gabe, 15 minutuz. Nahi izanez gero, transferitu nahasketa taginera; gain, arraina eta platereko gainerako chermoula jarri. Estali; labean 25 minutuz. Zerbitzatu berehala.

HALIBUT BARATXURI GANBAK SALTSAN KALE SOFFRITOAREKIN

PRESTAKETA:30 minutu egosteko denbora: 19 minutu Edaten du: 4 anoa

HAINBAT ITURRI ETA HALIBUT MOTA DAUDE,ETA OSO KALITATE EZBERDINEKOAK IZAN DAITEZKE-ETA OSO BALDINTZA EZBERDINETAN HARRAPATZEN DIRENAK. ARRAINAREN IRAUNKORTASUNA, BIZI DEN INGURUNEA ETA HAZI/ARRANTZA EGITEN DEN BALDINTZAK DIRA KONTSUMITZEKO ZEIN ARRAIN AUKERA EGOKIAK DIREN ZEHAZTEN DUTEN FAKTOREAK. BISITATU MONTEREY BAY AQUARIUM WEBGUNEA (WWW.SEAFOODWATCH.ORG) ZEIN ARRAIN JAN ETA ZEIN SAIHESTU BURUZKO AZKEN INFORMAZIORAKO.

4 6 ontzako halibut xerra fresko edo izoztuak, hazbete inguruko lodiera
piper beltza
6 koilarakada oliba olio birjina estra
½ Kopako tipula fin-fin txikituta
¼ Kopako piper gorri txikitua
2 baratxuri ale, xehatuta
¾ koilaratxo espainiar piperrauts ketua
½ koilaratxo oregano freskoa txikituta
4 edalontzi kale, ¼ hazbeteko lodierako zerrendatan moztu (12 ontza inguru)
⅓ edalontzi ur
8 ontza ganba ertainak, zuritu, garbitu eta txikituta
4 baratxuri ale, xerra finetan
¼ eta erdi koilaratxo piper gorri birrindua
⅓ Kopako jerez lehorra
2 koilarakada limoi zuku
¼ Kopako perrexil freskoa txikitua

1. Desizoztu arraina, izoztuta badago. Garbitu arraina; Lehortu paperezko eskuoihalekin. Arraina piperrez hautseztatu. Zartagin handi batean, berotu 2 koilarakada oliba olio su ertainean. Gehitu xerrak; egosi 10 minutuz edo sardexka batekin probatzen denean arraina urrezko marroia eta malutak izan arte, egosketaren erdian behin buelta emanez. Transferitu arraina plater batera eta karpa aluminio paperarekin bero mantentzeko.

2. Bitartean, beste zartagin handi batean, berotu koilarakada 1 oliba olio su ertainean. Gehitu tipula, piperra, 2 baratxuri ale xehatuta, piperrautsa eta oreganoa; egosi eta irabiatu 3 eta 5 minutuz edo samurra arte. Gehitu aza eta ura. Estali eta egosi 3 edo 4 minutuz edo likidoa lurrundu eta berdeak samurrak egon arte, noizean behin irabiatuz. Estali eta mantendu epela zerbitzatu ordura arte.

3. Ganba-saltsarako, gehitu gainerako 3 koilarakada olio arraina egosteko zartaginean. Gehitu ganbak, 4 baratxuri ale xerratan eta piper gorri xehatua. Egosi eta irabiatu 2 edo 3 minutuz edo baratxuria gorritzen hasi arte. Gehitu ganbak; egosi 2 edo 3 minutu ganbak irmoak eta arrosak izan arte. Nahastu jerez eta limoi zukua. Egosi 1 edo 2 minutuz edo pixka bat murriztu arte. Nahastu perrexila.

4. Banatu izkira saltsa mihi-xerren artean. Zerbitzatu berdeekin.

MARISKO BOUILLABAISSE

HASIERATIK AMAIERA: 1¾ ORDU EGITEN: 4 ANOA

ITALIAKO CIOPPINO BEZALA, FRANTZIAKO ITSASKI GISATUAARRAINAREN ETA ITSASKIAREN EGUNEKO HARRAPAKETAREN LAGIN BAT IRUDIKATZEN OMEN DU BARATXURI, TIPULA, TOMATE ETA ARDOAREKIN ZARTAGIN BATERA BOTATAKOA. BOUILLABAISSE-REN ZAPORE BEREIZGARRIA, ORDEA, AZAFRAIA, MIHILUA ETA LARANJA AZALAREN ZAPORE KONBINAZIOA DA.

1 libra azalarik gabeko halibut xerra freskoa edo izoztua, 1 hazbeteko zatitan moztuta

4 koilarakada oliba olio

2 edalontzi tipula txikituta

4 baratxuri ale, xehatuta

1 mihilu buru, zuloa eta txikituta

6 tomate erromatarra, txikituta

¾ Kopako oilasko hezur-salda (ikus diru-sarrerak) edo gatzik gabeko oilasko salda

¼ Kopako ardo zuri lehorra

1 Kopako tipula fin-fin txikituta

1 mihilu buru, zuloa eta fin-fin txikituta

6 baratxuri ale, xehatuta

1 laranja

3 tomate erromatarra, txikituta

4 azafrai adar

1 koilarakada oregano freskoa txikituta

Kilo bat txirlak txikiak, garbitu eta garbitu

1 kilo muskuiluak, bizarra kendu, garbitu eta garbitu (ikus punta)

oregano freskoa txikitua (aukerakoa)

1. Desizoztu halibut izoztuta badago. Garbitu arraina; Lehortu paperezko eskuoihalekin. Utzi arraina alde batera.

2. 6 eta 8 litroko holandar labe batean, berotu oliba olioaren 2 koilarakada su ertainean. Gehitu 2 tipula txikitua, mihilu txikitutako buru 1 eta 4 baratxuri ale xehatu zartaginean. Egosi 7 eta 9 minutuz edo tipula bigundu arte, noizean behin irabiatuz. Gehitu 6 tomate xehatu eta mihilu buru 1 txikituta; egosi beste 4 minutuz. Gehitu oilasko hezur-salda eta ardo zuria lapikora; egosi 5 minutuz; hoztu pixka bat. Transferitu barazki-nahasketa irabiagailu batera edo elikagai-prozesadore batera. Estali eta nahastu edo prozesatu leun arte; alde batera utzi.

3. Holandako labe berean, berotu gainerako 1 koilarakada oliba olioa su ertainean. Gehitu tipula txikitutako kopa 1, mihilu txikitutako buru 1 eta 6 baratxuri ale xehatuta. Egosi su ertainean 5 eta 7 minutuz edo ia bigundu arte, maiz irabiatuz.

4. Erabili barazki zuritu bat zerrenda zabaletan laranja azala kentzeko; alde batera utzi. Gehitu barazki nahasketa purea, 3 tomate txikituta, turmeric, oregano eta laranja azala zerrendak Holandako labean. Ekarri irakiten; murriztu beroa irakiten mantentzeko. Gehitu txirlak, muskuiluak eta arraina; astiro-astiro irabiatu arraina saltsarekin estaltzeko. Egokitu beroa behar bezala irakiten mantentzeko. Estali eta egosi astiro-astiro 3 eta 5 minutuz muskuiluak eta txirlak ireki arte eta sardexka batekin probatzean arraina zatitzen hasten den arte. Bota azaleko ontzietan. Nahi izanez gero, hautseztatu oregano gehigarria.

GANBA CEVICHE KLASIKOA

PRESTAKETA:20 minutu egosi: 2 minutu hozten: 1 ordu atseden: 30 minutu Edaten du: 3 eta 4 anoa

LATINOAMERIKAKO PLATER HAU IZUGARRIA DA.ZAPORE ETA EHUNDURA. PEPINO ETA APIO KURRUSKARIA, AGUAKATE KREMATSUA, JALAPEÑO BERO ETA PIKANTEA ETA GANBA DELIKATUA ETA GOZOA LIMOI ZUKUAREKIN ETA OLIBA OLIOAREKIN NAHASTEN DIRA. CEVICHE TRADIZIONALEAN, LIMOI-ZUKUAN DAGOEN AZIDOAK GANBAK "SUKALDATZEN" DITU, BAINA UR IRAKINETAN MURGILTZEAK EZ DU EZER UZTEN ZORIARI, SEGURTASUNARI DAGOKIONEZ, ETA EZ DIO KALTETZEN GANBAREN ZAPOREA EDO EHUNDURA.

Kilo bat ganba ertain freskoak edo izoztuak, zurituta eta garbituta, isatsak kenduta

Pepino baten erdia, zuritu, hazia eta zatituta

1 Kopako apio txikitua

Tipula gorri txiki baten erdia, txikituta

1 eta 2 jalapeño, haziak eta txikituta (ikus punta)

½ Kopako limoi freskoa

2 tomate erromatarra, zatituta

1 aguakatea, erdibitua, hazia, zuritu eta zatituta

¼ Kopako cilantro freskoa txikituta

3 koilarakada oliba olio

½ koilaratxo piper beltza

1. Desizoztu ganbak, izoztuta egonez gero. Otarrainxkak zuritu eta zuritu; isatsak kendu. Otarrainxkak garbitu; Lehortu paperezko eskuoihalekin.

2. Bete ontzi handi bat urez erdira. Ekarri irakiten. Gehitu ganbak ur irakinetan. Egosi, estali gabe, 1 edo 2 minutuz edo, besterik gabe, ganbak opakuak izan arte; hustuketa.

Garbitu ganbak ur hotzetan eta xukatu berriro. Ganba zatituta.

3. Erreaktiboa ez den ontzi handi batean, konbinatu ganbak, pepinoa, apioa, tipula, jalapeñoak eta limoi zukua. Estali eta hozkailuan ordubetez, behin edo bitan irabiatuz.

4. Gehitu tomateak, aguakatea, cilantroa, oliba olioa eta piper beltza. Estali eta utzi giro-tenperaturan 30 minutuz. Mugitu astiro-astiro zerbitzatu aurretik.

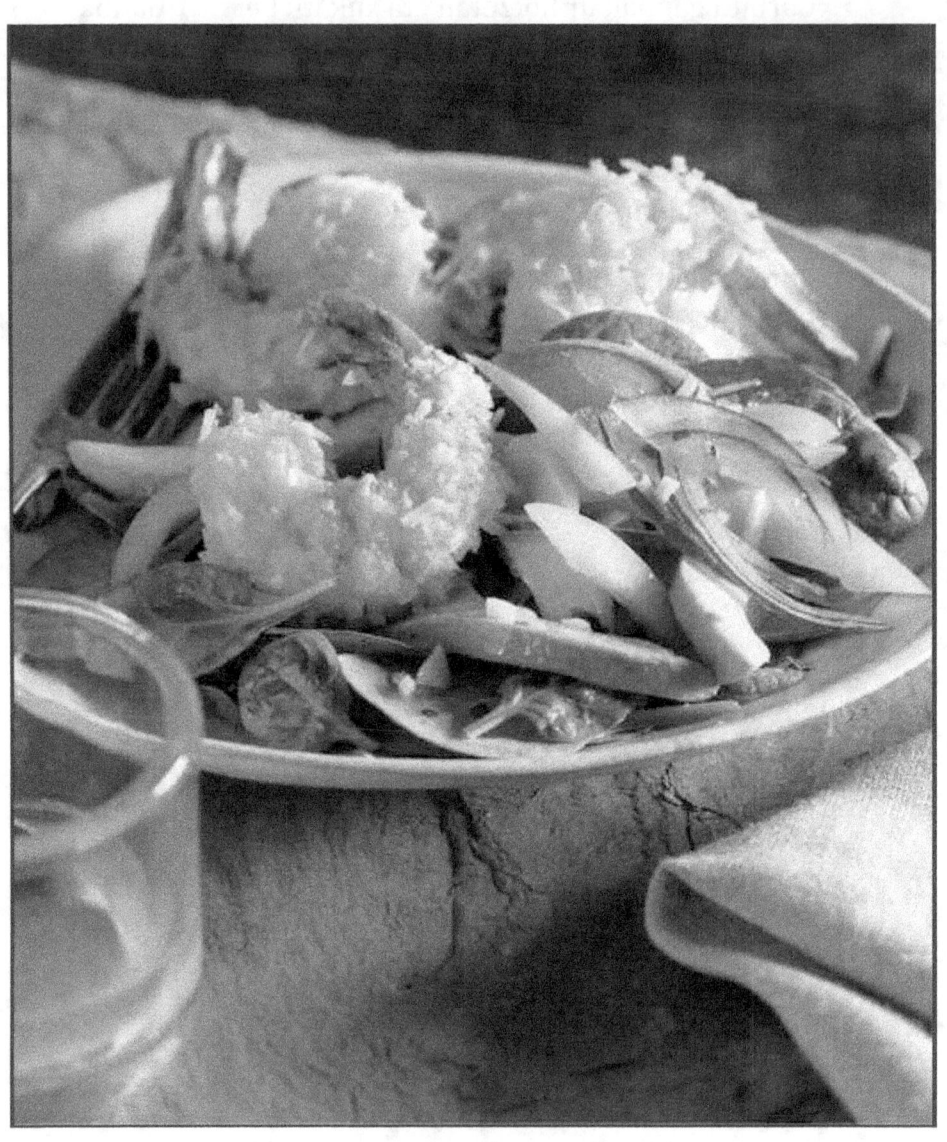

GANBAK ETA ESPINAKAK ENTSALADA KOKO AZALAREKIN

PRESTAKETA:25 minutu egosi: 8 minutu egiten: 4 anoa<u>ARGAZKIA</u>

KOMERTZIALKI EKOITZITAKO OLIBA OLIOAREN SPRAY-LATAALE-ALKOHOLA, LEZITINA ETA PROPULTSATZAILEA IZAN DITZAKE; EZ DA NAHASKETA ZORAGARRIA BENETAKO ELIKAGAIAK JATEN SAIATZEN ARI ZARENEAN ETA ALEAK, GANTZ OSASUNGARRIAK, LEKALEAK ETA ESNEKIAK SAIHESTEN DITUZUNEAN. OLIO-LURRAGAILU BATEK AIREA SOILIK ERABILTZEN DU OLIOA SPRAY FIN BATEAN BULTZATZEKO, EZIN HOBEA KOKO-KOSKORDUN GANBAK LABEAN AURRETIK ESTALTZEKO.

1½ kilo ganba handi freskoak edo izoztuak, oskoletan

Misto spray botila oliba olio birjina estraz betea

2 arrautza

¾ Kopako gozoki gabeko koko birrindua edo birrindua

¾ Kopako almendra irina

½ Kopako aguakate olioa edo oliba olioa

3 koilarakada limoi fresko zuku

2 koilarakada limoi freskoa

2 baratxuri ale txiki, xehatuta

⅛ eta ¼ koilaratxo piper gorri birrindua

8 edalontzi espinaka freskoak

1 aguakate ertain, erdibitua, hazia, zurituta eta xerra meheetan

1 piper txiki laranja edo horia, zerrenda meheetan moztuta

½ Kopako tipula gorri xehatua

1. Desizoztu ganbak, izoztuta egonez gero. Otarrainxkak zuritu eta garbitu, isatsak osorik utziz. Otarrainxkak garbitu; Lehortu paperezko eskuoihalekin. Berotu labea 450 ° F-ra.

Hornitu gozogintzako xafla handi bat aluminiozko paperarekin; arinki estali xafla Misto botilako spray-olioarekin; alde batera utzi.

2. Azaleko plater batean irabiatu arrautzak sardexka batekin. Azaleko beste plater batean, konbinatu koko eta almendra irina. Otarrainxkak arrautzetan busti, estaliari buelta emanez. Sartu koko-nahasketan, estaltzeko sakatuz (utzi isatsak estali gabe). Jarri ganbak geruza bakarrean prestatutako labeko xaflan. Otarrainxkaren gaina Misto botilatik botatako olioarekin estali.

3. Labean 8 eta 10 minutuz edo ganbak opakuak eta gaina apur bat gorritu arte.

4. Bitartean, janzteko, torlojudun ontzi txiki batean, konbinatu aguakate-olioa, lima-zukua, limo-zukua, baratxuria eta piper gorri birrindua. Estali eta ondo astindu.

5. Entsaladak egiteko, banatu espinakak lau plateretan. Gainean aguakatea, piperra, tipula gorria eta ganbak. Saltsa bota eta berehala zerbitzatu.

GANBA ETA VIEIRA TROPICAL CEVICHE

PRESTAKETA:20 minutu marinada: 30 eta 60 minutu Ematen du: 4 eta 6 anoa

CEVICHE FRESKO ETA ARINA OTORDU BIKAINA DA.UDAKO GAU BERO BATERAKO. MELOI, MANGO, PIPER SERRANO, MIHILU ETA MANGO-LIMOI ENTSALADA APAINGARRIAREKIN (IKUS<u>DIRU-SARRERAK</u>), JATORRIZKOAREN BERTSIO GOZO ETA BEROA DA.

1 libra bieira freskoak edo izoztuak

1 libra handi fresko edo izoztutako ganba

2 edalontzi meloi zatitua

2 mango ertain, zuloa, zuritu eta txikituta (2 edalontzi inguru)

1 buru mihilu, moztuta, laurdenetan, zurbilduta eta xerra finetan moztuta

1 piper gorri ertaina, txikituta (¾ kopa inguru)

1 eta 2 piper serrano, nahi izanez gero haziak eta xerra finetan (ikus<u>punta</u>)

½ Kopako arin josia cilantro freskoa, txikituta

Mango eta limoi entsalada janzteko errezeta 1 (ikus<u>diru-sarrerak</u>)

1. Desizoztu bieira eta ganbak, izoztuta egonez gero. Zatitu bieirak erditik horizontalean. Zuritu, garbitu eta zatitu otarrainxkak erditik horizontalean. Garbitu bieira eta ganbak; Lehortu paperezko eskuoihalekin. Bete ontzi handi bat hiru laurden urez beteta. Ekarri irakiten. Gehitu ganbak eta bieirak; egosi 3-4 minutu edo ganbak eta bieira opakuak izan arte; xukatu eta garbitu ur hotzarekin azkar hozteko. Korrika ondo eta erreserbatu.

2. Ontzi handi batean, konbinatu kantaloupea, mangoa, mihilua, piperrautsa, serrano piperra eta cilantroa. Gehitu Mango Lime Entsalada Apainketa; bota astiro-astiro estaltzeko. Astiro-astiro bota ganbak eta bieira egosiak.

Utzi hozkailuan marinatzen 30-60 minutuz zerbitzatu aurretik.

JAMAIKAKO GANBA PIKANTEA AHUAKATE OLIOAREKIN

HASIERATIK AMAIERARA:20 minutuko egiten: 4 anoa

MAHAIAN GUZTIRA 20 MINUTUKO DENBORAREKIN,PLATER HONEK BESTE ARRAZOI SINESGARRI BAT ESKAINTZEN DU ETXEAN OTORDU OPAROA JATEKO, BAITA JENDETSUENETAN ERE.

1 libra izkina ertain freskoak edo izoztuak

1 Kopako mango txikituta eta zurituta (1 ertaina)

⅓ Kopako tipula gorri xerra finetan

¼ Kopako cilantro freskoa txikituta

1 koilarakada limoi zuku freskoa

2 eta 3 koilarakada Jamaikar Jerk ongailu (ikus diru-sarrerak)

1 koilarakada oliba olio birjina estra

2 koilarakada aguakate olio

1. Desizoztu ganbak, izoztuta egonez gero. Ontzi ertain batean, konbinatu mangoa, tipula, cilantroa eta limoi zukua.

2. Otarrainxkak zuritu eta garbitu. Otarrainxkak garbitu; Lehortu paperezko eskuoihalekin. Jarri ganbak ontzi ertain batean. Jamaikako Jerk ongailuarekin hautseztatu; irabiatu ganbak alde guztietatik estaltzeko.

3. Itsatsi gabeko zartagin handi batean, berotu oliba olioa su ertain-altuan. Gehitu ganbak; egosi eta irabiatu 4 minutu inguru edo opakua arte. Bota otarrainxkak aguakate olioarekin eta zerbitzatu mango nahasketarekin.

OTARRAINXKA ESPINAKA ZIMELAREKIN ETA ERRADITXOAREKIN

PRESTAKETA: 15 minutu egosteko denbora: 8 minutu egiten: 3 anoa

"SCAMPI" JATETXEKO PLATER KLASIKO BATI ERREFERENTZIA EGITEN DIOGANBA HANDIAK GURINAREKIN ETA BARATXURI ETA LIMOI ASKOREKIN SALTEATUTAKO EDO PLANTXAN. OLIBA OLIO PIKORREN BERTSIO HAU PALEO-ONARTUTA DAGO, ETA NUTRIZIONALKI SUSTATUTA DAGO RADICCHIO ETA ESPINAKAK FRIJITU AZKAR BATEKIN.

1 libra handi fresko edo izoztutako ganba

4 koilarakada oliba olio birjina estra

6 baratxuri ale, xehatuta

½ koilaratxo piper beltza

¼ Kopako ardo zuri lehorra

½ Kopako perrexil freskoa txikitua

Buruko erraditxoaren erdia, zuloa eta xerra finetan moztuta

½ koilaratxo ehoa piper gorria

9 edalontzi haurra espinakak

limoi xerrak

1. Desizoztu ganbak, izoztuta egonez gero. Otarrainxkak zuritu eta garbitu, isatsak osorik utziz. Zartagin handi batean, 2 koilarakada oliba olio berotu su ertain-altuan. Gehitu ganbak, 4 baratxuri ale xehatuta eta piper beltza. Egosi eta irabiatu 3 minutu inguru edo ganbak opakuak izan arte. Transferitu ganba nahasketa ontzi batera.

2. Gehitu ardo zuria zartaginean. Egosi, nahastuz, zartaginaren beheko baratxuriak gorritutakoak askatzeko. Bota ardoa

otarrainxka gainean; parekatzeko jokatu. Nahastu perrexila. Aluminio paperarekin estali beroa mantentzeko; alde batera utzi.

3. Gehitu gainerako 2 koilarakada oliba olio, gainerako 2 baratxuri ale xehatuak, erraditxoa eta piper gorri birrindua zartaginera. Egosi eta irabiatu su ertainean 3 minutuz edo radicchioa zimeltzen hasi arte. Kontu handiz nahasi espinakak; egosi eta irabiatu 1 edo 2 minutu gehiago edo espinakak zimeldu arte.

4. Zerbitzatzeko, banatu espinakak nahasketa hiru plater artean; gain, ganba nahasketa batekin. Zerbitzatu limoi zatiekin ganbak eta berdeak estutzeko.

KARRAMARRO ENTSALADA AGUAKATEAREKIN, POMELOAREKIN ETA JICAMAREKIN

HASIERATIK AMAIERARA: 30 minutu egiteko: 4 anoa

JUMBO PIKOR EDO BACKFIN KARRAMARRO-HARAGIA DA ONENA ENTSALADA HONETARAKO. KARRAMARROEN HARAGIA ENTSALADAN ONDO FUNTZIONATZEN DUTEN PUSKA HANDIZ OSATUTA DAGO. BACKFIN KARRAMARRO-HARAGI ZATI TXIKIEN ETA KARRAMARROAREN GORPUTZEKO KARRAMARRO-HARAGI ZATI TXIKIEN NAHASKETA BAT DA. KARRAMARRO ERRALDOIA BAINO TXIKIAGOA BADA ERE, ATZEALDEA OSO ONDO FUNTZIONATZEN DU. FRESKOA DA ONENA, NOSKI, BAINA IZOZTUTAKO KARRAMARROA AUKERA ONA DA.

6 edalontzi haurra espinakak

Jicama ertain baten erdia, zuritu eta juliana*

2 pomelo arrosa edo rubi gorri, zuritu, haziak eta xerratan zatituta**

2 aguakate txiki, erditik moztuta

1 libra jumbo pikor edo backfin karramarro-haragia

Albahaka pomelo saltsa (ikusi errezeta, eskuinean)

1. Banatu espinakak lau platerren artean. Gainean jicama, pomelo atalak eta metatutako zukuak, aguakatea eta karramarro-haragia. Bota albahaka eta pomelo saltsarekin.

Albahaka-pomelo saltsa: torlojudun pote batean, irabiatu ⅓ Kopako oliba olio birjina estra; ¼ Kopako pomelo-zuku freskoa; 2 koilarakada laranja zuku freskoa; Txalota txiki baten erdia, txikituta; 2 koilarakada albahaka freskoa txikituta; ¼ koilaratxo piper gorri birrindua; eta ¼ koilaratxo piper beltza. Estali eta ondo astindu.

*Aholkua: agalga zuritu batek jicama zerrenda meheetan mozteko lan azkarra egiten du.

**Aholkua: pomeloa zatitzeko, moztu xerra bat fruituaren zurtoinaren muturretik eta hondotik. Jarri zutik laneko gainazalean. Moztu fruta ataletan goitik behera, fruituaren forma biribilduari jarraituz, azala zerrendatan kentzeko. Eutsi fruta ontzi baten gainean eta, labana erabiliz, zati bakoitzaren alboetan fruituaren erdigunea moztu zulotik askatzeko. Jarri zatiak ontzian pilatutako zukuekin. Baztertu muina.

CAJUN OTARRAINAREN BUZTANA IRAKITEN ESTRAGOI AÏOLIAREKIN

PRESTAKETA:20 minutu egosteko denbora: 30 minutu egiten: 4 anoaARGAZKIA

BI LAGUNENTZAKO AFARI ERROMANTIKO BATERAKO,ERREZETA HAU ERRAZ MOZTEN DA ERDITIK. ERABILI SUKALDEKO ZIZAILA OSO ZORROTZAK OTARRAINAREN ISATSEN OSKOLA IREKITZEKO ETA ZAPORE HANDIKO HARAGIA LORTZEKO.

- Cajun ontzeko 2 errezeta (ikusdiru-sarrerak)
- 12 baratxuri ale, zuritu eta erdira banatuta
- 2 limoi, erditik moztuta
- 2 azenario handi, zurituta
- 2 apio zurtoin, zurituta
- 2 mihilu erraboil, xerra finetan
- 1 kilo perretxiko osoak
- 4 7 eta 8 ontzako Maine otarrain-buztan
- 8 hazbeteko 4 banbu pintxo
- ½ Kopako Paleo Aïoli (Baratxuri Mayo) (ikusdiru-sarrerak)
- ¼ Kopako Dijon estiloko mostaza (ikusdiru-sarrerak)
- 2 koilarakada estragoi xehatua edo perrexil freskoa

1. 8 litroko lapiko batean, konbinatu 6 edalontzi ura, Cajun ongarri, baratxuria eta limoiak. Ekarri irakiten; irakiten 5 minutuz. Murriztu beroa likidoa irakiten mantentzeko.

2. Moztu azenarioak eta apioa gurutzatu lau zatitan. Gehitu azenarioak, apioa eta mihilua likidoari. Estali eta egosi 10 minutuz. Gehitu perretxikoak; estali eta egosi 5 minutuz. Koilara koilara erabiliz, transferitu barazkiak ontzi batera; epel mantendu.

3. Otarrainaren buztan bakoitzaren gorputz-muturretik hasita, sartu pintxo bat haragiaren eta oskolaren artean, buztanaren amaieran ia-ia zeharkatuz. (Honek buztana kizkurtu ez dadin egosten da.) Murriztu beroa. Egosi otarrain-buztanak lapikoan ia sutan dagoen likidoan 8 eta 12 minutuz edo maskorrak gorritu arte eta sardexka batekin zulatzean haragia samurra dagoen arte. Kendu otarraina sukaldeko likidotik. Erabili sukaldeko eskuoihal bat otarrainaren isatsei eusteko eta pintxoak kendu eta bota.

4. Ontzi txiki batean, konbinatu Paleo Aïoli, Dijon estiloko mostaza eta estragoia. Zerbitzatu otarrainarekin eta barazkiekin.

MUSKUILU FRIJITUAK AZAFRAI ALIOLIAREKIN

HASIERATIK BUKAERARA: ORDU 1¼ EGITEN DU: 4 ANOA

HAU FRANTSES KLASIKOAREN PALEO BERTSIOA DAARDO ZURIAN ETA BELARRETAN EGOSITAKO MUSKUILUAK ETA PATATA ZURIZ EGINDAKO PATATA FRIJITU MEHE ETA KURRUSKARIEKIN ZERBITZATUTA. BAZTERTU EGOSI AURRETIK IXTEN EZ DIREN MUSKUILUAK ETA EGOSI ONDOREN IREKITZEN EZ DIREN MUSKUILUAK.

PATATA FRIJITUAK
1 ½ kilo pastinak, zuritu eta 3×¼ hazbeteko juliana zerrendatan moztu

3 koilarakada oliba olio

2 baratxuri ale, xehatuta

¼ koilaratxo piper beltza

⅛ koilaratxo piper kaiena

AZAFRAI AIOLIA
⅓ Kopako Paleo Aïoli (Baratxuri Mayo) (ikus diru-sarrerak)

⅛ koilarakada azafrai hari, arinki birrindua

MUSKUILUAK
4 koilarakada oliba olio

½ Kopako tipulin txikitua

6 baratxuri ale, xehatuta

¼ koilaratxo piper beltza

3 edalontzi ardo zuri lehorra

3 adar handi perrexil laua

4 kilo muskuilu, garbitu eta bizarra*

¼ Kopako italiar perrexil freskoa (hosto laua)

2 koilarakada estragoi freskoa txikitua (aukerakoa)

1. Pastina frijituetarako, berotu labea 450 °F-ra. Ebakitako pastinak 30 minutuz hozkailuan estaltzeko behar adina ur hotzetan busti; xukatu eta lehortu paperezko eskuoihalekin.

2. Labeko xafla handi bat pergamino paperarekin forratu. Jarri pastinak ontzi handi handi batean. Ontzi txiki batean, konbinatu 3 koilarakada oliba olio, 2 baratxuri ale xehatuta, ¼ koilaratxo piper beltz bakoitza eta piper piper; busti txirrina eta bota estaltzeko. Jarri pastinak geruza berdin batean prestatutako labeko xaflan. Labean 30 eta 35 minutuz edo biguna eta gorritzen hasita, noizean behin irabiatuz.

3. Aïolirako, ontzi txiki batean, Paleo Aïolia eta azafraia konbinatu. Estali eta hozkailuan zerbitzatu ordura arte.

4. Bitartean, 6 eta 8 litroko ontzi batean edo Holandako labean, berotu 4 koilarakada oliba olio su ertainean. Gehitu txalotak, 6 baratxuri ale eta ¼ koilaratxo piper beltz; egosi 2 minutu inguru edo biguna eta zimeldu arte, maiz irabiatuz.

5. Gehitu ardoa eta perrexila adarrak zartaginean; irakiten jarri. Gehitu muskuiluak, zenbait aldiz irabiatuz. Estali ondo eta lurrun 3 edo 5 minutu edo maskorrak ireki arte, bi aldiz astiro-astiro irabiatuz. Baztertu irekitzen ez diren muskuiluak.

6. Koilara koilara handi batekin, transferitu muskuiluak azaleko zopa-plateretara. Kendu eta baztertu perrexil-adarrak egosteko likidotik; muskuiluen gainean egosteko likidoa koilaratxoa bota. Perrexil txikitua eta, nahi izanez

gero, estragoia hautseztatu. Zerbitzatu berehala patata frijitu eta azafrai alioliarekin.

*Aholkua: Egosi muskuiluak erosten dituzun egunean. Basabildutako muskuiluak erabiltzen badituzu, sartu ur hotzetan ontzi batean 20 minutuz lurra eta harea kentzen laguntzeko. (Hau ez da beharrezkoa baserrian hazitako muskuiluentzat.) Eskuila zurrun bat erabiliz, garbitu muskuiluak, banan-banan, ur hotzaren azpian. Xukatu muskuiluak egosi baino 10 eta 15 minutu inguru. Bizar oskoletatik ateratzen den zuntz multzo txikia da. Bizarrak kentzeko, heldu lodi erpuruaren eta hatz erakuslearen artean eta tira giltzarantz. (Metodo honek ez du muskuilua hilko.) Aliketak edo arrain-pintzak ere erabil ditzakezu. Ziurtatu muskuilu bakoitzaren oskola ondo itxita dagoela. Maskorren bat irekita badago, kolpatu poliki-poliki mostradorean. Baztertu minutu gutxiren buruan ixten ez diren muskuiluak.

BIEIRA ERREAK ERREMOLATXA GOZOAREKIN

HASIERATIK AMAIERARA:30 minutu egiteko: 4 anoa ARGAZKIA

URREZKO LURRAZAL EDER BATERAKO,ZIURTATU ZARTAGINEN GAINAZALA OSO LEHOR DAGOELA –ETA ZARTAGINA OSO BERO DAGOELA– ZARTAGINERA GEHITU AURRETIK. ERA BEREAN, UTZI BIEIRAK OZTOPORIK GABE ERRETZEN 2 EDO 3 MINUTUZ, ARRETAZ BEGIRATUZ BUELTA EMAN AURRETIK.

1 libra bieira freskoak edo izoztuak, paperezko eskuoihalekin lehortuta

3 erremolatxa gorri ertain, zuritu eta txikituta

Granny Smith sagar baten erdia, zuritu eta txikituta

2 jalapeño, zurtoinak, haziak eta txikituta (ikuspunta)

¼ Kopako cilantro freskoa txikituta

2 koilarakada tipula gorri fin-fin txikituta

4 koilarakada oliba olio

2 koilarakada limoi freskoa

Piper zuria

1. Desizoztu bieirak izoztuta badaude.

2. Erremolatxa zaporerako, ontzi ertainean, konbinatu erremolatxa, sagarra, jalapeñoa, cilantroa, tipula, 2 koilarakada oliba olioa eta limoi zukua. Ondo nahastu. Alde batera utzi bieirak prestatzen ari zaren bitartean.

3. Garbitu bieirak; Lehortu paperezko eskuoihalekin. Zartagin handi batean, berotu gainerako 2 koilarakada oliba olioa su ertain-altuan. Gehitu bieirak; salteatu 4-6 minutuz edo kanpotik gorritu eta ia opakua izan arte. Bieirak arin bota piper zuriarekin.

4. Zerbitzatzeko, banatu erremolatxa plater artean uniformeki; gaina bieiraz. Zerbitzatu berehala.

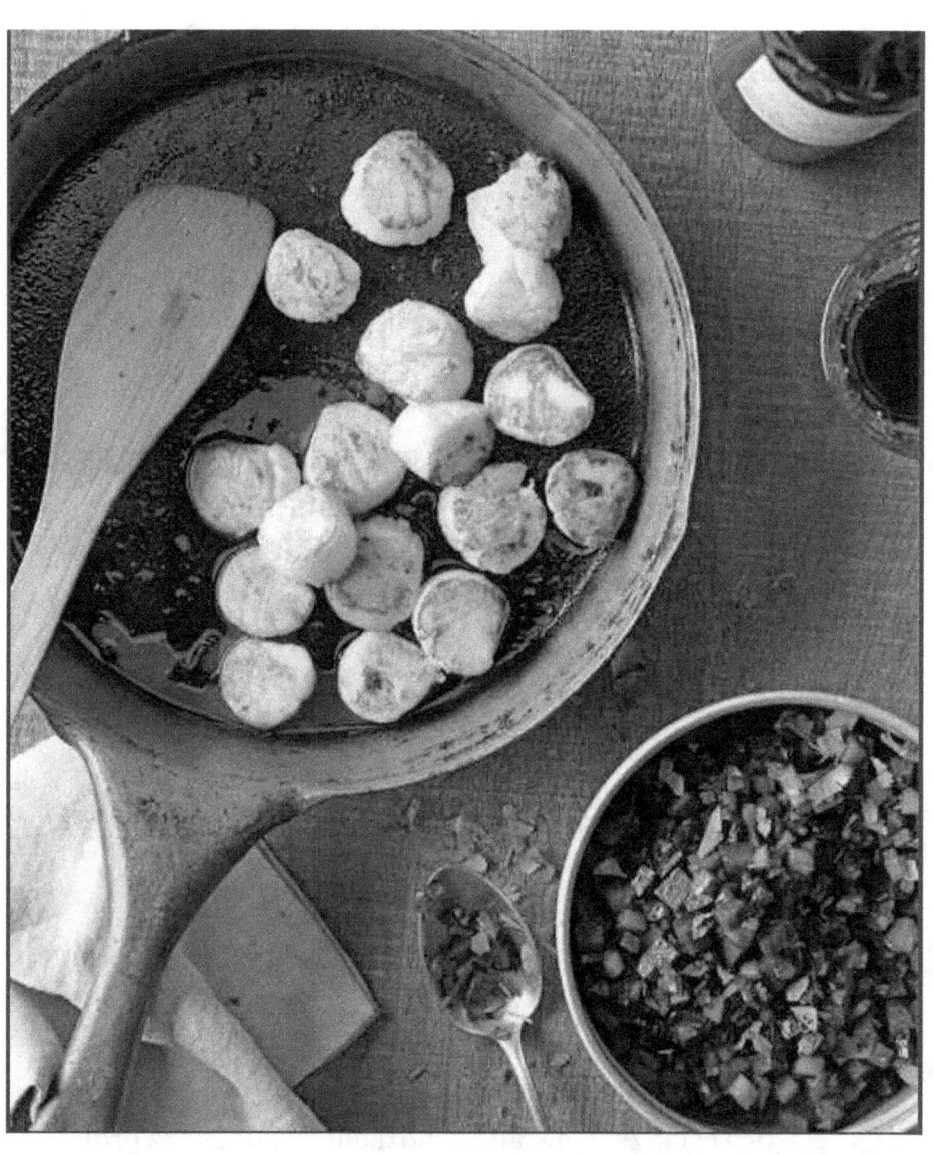

BIEIRA PARRILLAN PEPINO ETA ANETA SALTSAREKIN

PRESTAKETA:35 minutu Hozkailua: 1etik 24 ordura Erretegia: 9 minutu Edoten: 4 anoa

HONA HEMEN AGUAKATE PERFEKTUENAK LORTZEKO AHOLKU BAT:EROSI ITZAZU BERDE DISTIRATSUAK ETA GOGORRAK DIRENEAN, GERO HEL ITZAZU MOSTRADOREAN EGUN BATZUETAN, HATZEKIN ARIN SAKATUZ GERO PIXKA BAT EMATEN DUTEN ARTE. GOGOR ETA BERDEAK DIRENEAN, EZ DUTE MINIK HARTZEN MERKATUKO TRAFIKOAN.

- 12 edo 16 bieira freskoak edo izoztuak (1¼ eta 1¾ kilo guztira)
- ¼ Kopako oliba olioa
- 4 baratxuri ale, xehatuta
- 1 koilaratxo piper beltz eho berria
- 2 kalabazin ertain, moztuta eta erdira luzera moztuta
- Pepino ertain baten erdia, erdia luzera eta xerra mehe gurutzatuta
- 1 aguakate ertaina, erdibitua, hazia, zuritu eta zatituta
- 1 tomate ertaina, zuloa, hazia eta zatituta
- 2 koilarakada menda freskoa xehatuta
- 1 koilaratxo txikitutako aneta freskoa

1. Desizoztu bieirak izoztuta badaude. Garbitu bieirak ur hotzaren azpian; Lehortu paperezko eskuoihalekin. Ontzi handi batean, konbinatu 3 koilarakada olioa, baratxuria eta ¾ koilarakada piperra. Gehitu bieirak; bota astiro-astiro estaltzeko. Estali eta hozkailuan gutxienez ordu 1 edo 24 ordu arte, astiro-astiro irabiatuz noizean behin.

2. Ornitu kalabazinaren erdiak gainerako koilarakada 1 olioarekin; hautseztatu gainerako ¼ koilaratxo piperrekin uniformeki.

3. Xukatu bieirak, marinada baztertuz. Sartu 10 eta 12 hazbeteko bi brotxeta bieira bakoitzean, 3 edo 4 bieira erabiliz pintxo pare bakoitzeko eta ½ hazbeteko tartea utziz bieira artean.* (Vieira bi pintxotan haritzeak egonkor mantentzen laguntzen du parrillan eta iraultzen direnean. .)

4. Egur-ikatza edo gas-parrillarako, jarri bieira-pintxoak eta kalabazin-erdiak zuzenean parrillan su ertainean.** Estali eta plantxan bieira opakuak izan arte eta kalabazinak samurrak egon arte, erdi-erdi biratuz. Utzi 6 eta 8 minutu bieirarentzat eta 9 eta 11 minutu kalabazinentzat.

5. Bitartean, salsarako, katilu ertain batean, konbinatu pepinoa, aguakatea, tomatea, menda eta aneta. Nahastu astiro-astiro konbinatzeko. Jarri 1 bieira kabob 4 plater bakoitzean. Moztu kalabazinak diagonalean erditik eta gehitu plateretara bieiraekin. Koilara pepino nahasketa uniformeki bieira gainean.

*Aholkua: egurrezko pintxoak erabiltzen badituzu, sartu behar den uretan estali ahal izateko 30 minutuz erabili aurretik.

**Parrilan egiteko: 3. urratsean agindu bezala prestatu. Jarri bieira-pintxoak eta kalabazin-erdiak zartagin baten berotu gabeko parrillan. Berotik 4 eta 5 hazbeteko parrillan, bieira opakuak izan arte eta kalabazina samurra egon arte, egosketaren erdian behin buelta emanda. Utzi 6-8 minutu bieirarentzat eta 10-12 minutu kuiatxoentzat.

BIEIRA ERREAK TOMATEAREKIN, OLIBA OLIOAREKIN ETA BELAR SALTSAREKIN

PRESTAKETA:20 minutu egosi: 4 minutu egiten: 4 anoa

APAINKETA IA OZPIN EPEL BATEN ANTZEKOA DA.OLIBA OLIOA, TXIKITUTAKO TOMATE FRESKOAK, LIMOI-ZUKUA ETA BELARRAK KONBINATZEN DIRA ETA OSO SUABE BEROTZEN DIRA -ZAPOREAK NAHASTEKO NAHIKOA-, ETA GERO BIEIRA ERREAREKIN ETA EKILORE-KIMU ENTSALADA KURRUSKARIAREKIN ZERBITZATZEN DIRA.

BIEIRA ETA SALTSA

1 eta 1½ kilo bieira handi freskoak edo izoztuak (12 inguru)
2 Roma tomate handi, zurituta,* haziak eta zatituta
½ Kopako oliba olioa
2 koilarakada limoi freskoa
2 koilarakada albahaka freskoa txikituta
1 eta 2 koilarakada tipulina txikitua
1 koilarakada oliba olio

ENTSALADA

4 edalontzi ekilore kimu
1 limoi, zatitan moztuta
Oliba olio birjina estra

1. Desizoztu bieirak izoztuta badaude. Garbitu bieirak; lehorra. Alde batera utzi.

2. Saltsarako, kazola txiki batean, konbinatu tomateak, ½ kopa oliba olioa, limoi zukua, albahaka eta tipulina; alde batera utzi.

3. Zartagin handi batean koilarakada 1 oliba olio berotu su ertain-altuan. Gehitu bieirak; egosi 4-5 minutu edo gorritu eta opaku arte, egosketa erdian behin buelta emanez.

4. Entsaladarako, jarri kimuak ontzi batean. Limoi xerrak kimuen gainean estutu eta oliba olio pixka batekin busti. Tiroa parekatzeko.

5. Saltsa su motelean berotu arte; ez irakiten. Zerbitzatzeko, bota saltsa pixka bat plateraren erdian; gainean 3 bieirarekin. Zerbitzatu kimu entsaladarekin.

*Aholkua: tomatea erraz zuritzeko, jarri tomatea ur irakinetan 30 segundo edo minutu 1 edo azala bereizten hasi arte. Kendu tomatea irakiten dagoen uretatik eta berehala sartu ur izoztu batean egosketa prozesua geldiarazteko. Tomatea maneiatzeko nahikoa hozten denean, kendu azala.

AZALORE ERREA KUMINOAREKIN MIHILUAREKIN ETA TIPULINAREKIN

PRESTAKETA:15 minutu egosteko denbora: 25 minutu egiten: 4 anoa<u>ARGAZKIA</u>

BADA ZERBAIT BEREZIKI ERAKARGARRIAAZALOREA ERREAREN ETA KUMINOAREN ZAPORE LUR TXIGORTUAREN KONBINAZIOAREN GAINETIK. PLATER HONEK CURRANTS LEHORREN GOZOTASUNAREN ELEMENTU GEHIGARRIA DU. NAHI BADUZU, BERO PIXKA BAT GEHITU DEZAKEZU ¼ ETA ½ KOILARAKADA PIPER GORRI BIRRINDUAREKIN BATERA 2. URRATSEAN KUMINOAREKIN ETA CURRANTAREKIN.

3 koilarakada koko olio findurik

1 buru ertaineko azalorea, loretan moztuta (4 eta 5 edalontzi)

2 mihilu buru, lodi txikituta

1 ½ Kopako tipula perla izoztua, desizoztuta eta xukatu

¼ Kopako currants lehorrak

2 koilarakada ehoko kuminoa

Aneta freskoa txikitua (aukerakoa)

1. Zartagin handi batean, berotu koko olioa su ertainean. Gehitu azalorea, mihilua eta tipula perla. Estali eta egosi 15 minutuz, noizean behin irabiatuz.

2. Beroa ertain-baxura murriztu. Gehitu currants eta kuminoa zartaginean; egosi, estali gabe, 10 minutu inguru edo azalorea eta mihilua samurrak eta gorritu arte. Nahi izanez gero, apaindu anetaz.

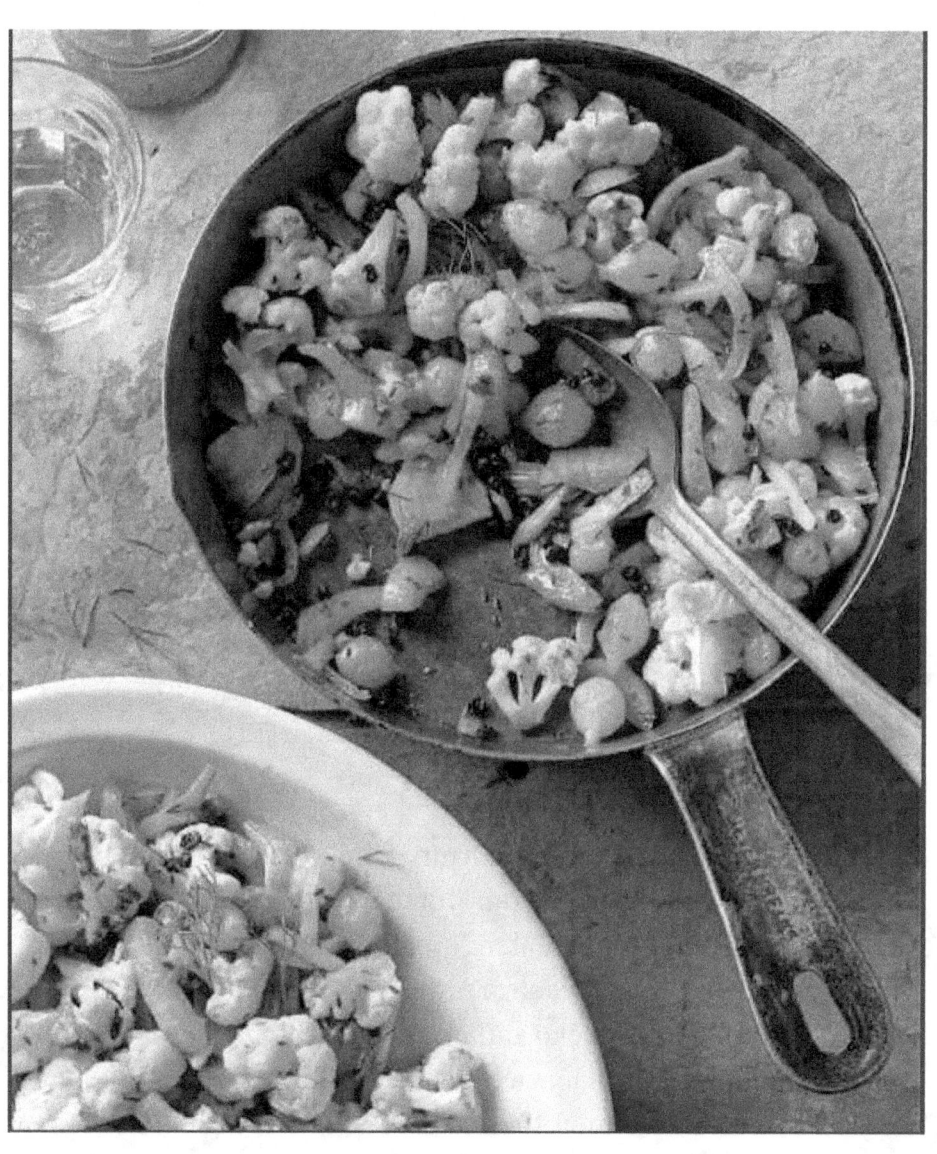

TOMATE ASTUNA ETA BERENJENA SALTSA KALABAZA ESPAGETIAREKIN

PRESTAKETA:30 minutu Labean: 50 minutu Hozten: 10 minutu Egosi: 10 minutu Edaten du: 4 anoa

PLATER PIKANTE HAU ERRAZ IRAULTZEN DA.PLATER NAGUSI BATEAN. GEHITU 1 LIBRA INGURU BEHEKO TXAHALA EDO BISONTE EGOSI BERENJENA ETA TOMATE NAHASKETARI PATATA BIRRINGAILUAREKIN ARINKI BIRRINDU ONDOREN.

- 1 2 eta 2 ½ kilo espageti kalabaza
- 2 koilarakada oliba olio
- 1 Kopako berenjena txikituta eta zurituta
- ¾ Kopako tipula txikitua
- 1 piper gorri txiki, txikituta (½ kopa)
- 4 baratxuri ale, xehatuta
- 4 tomate heldu gorri ertainak, zuritu nahi izanez gero eta lodi txikituta (2 edalontzi inguru)
- ½ Kopako albahaka freskoa birrindua

1. Berotu labea 375 °F-ra. Hornitu labeko zartagin txiki bat pergamino paperarekin. Moztu espageti kalabaza erditik gurutzatu. Erabili koilara handi bat haziak eta hariak kentzeko. Jarri kalabaza erdiak, moztutako aldeak behera, prestatutako labeko xaflan. Labean, estali gabe, 50 eta 60 minutuz edo kalabaza bigundu arte. Utzi hozten erretilu batean 10 bat minutuz.

2. Bitartean, zartagin handi batean, berotu oliba olioa su ertainean. Gehitu tipula, berenjena eta piperra; egosi 5-7 minutu edo barazkiak samurrak egon arte, noizean behin nahastuz. Gehitu baratxuria; egosi eta irabiatu 30 segundo gehiago. Gehitu tomateak; egosi 3 eta 5 minutu edo

tomateak samurrak egon arte, noizean behin irabiatuz. Patata birringailua erabiliz, nahasketa arin birrindu. Nahastu albahaka erdia. Estali eta egosi 2 minutuz.

3. Erabili eltze bat edo eskuoihal bat kalabaza erdiak eusteko. Erabili sardexka bat kalabazaren haragia katilu ertain batean urratzeko. Banatu kalabaza lau platerren artean. Estali uniformeki saltsarekin. Gainerako albahaka hautseztatu.

PORTOBELLO PERRETXIKOAK BETEAK

PRESTAKETA:35 minutu egosketa: 20 minutu egosketa: 7 minutu Ematen du: 4 anoa

PORTOBELLO FRESKOENETARAKO,BILATU ORAINDIK ZURTOINAK OSORIK DITUZTEN PERRETXIKOAK. ZAKATZAK HEZEAK IZAN BEHAR DIRA, BAINA EZ HEZEAK EDO BELTZAK, ETA HAIEN ARTEKO BEREIZKETA ONA IZAN BEHAR DA. SUKALDATZEKO EDOZEIN PERRETXIKO MOTA PRESTATZEKO, GARBITU APUR BAT HEZETUTAKO PAPER ESKUOIHAL BATEKIN. INOIZ EZ JARRI PERRETXIKOAK URETAN EDO URETAN MURGILDU - OSO XURGATZAILEAK DIRA ETA BUSTI ETA BUSTI EGINGO DIRA.

- 4 portobello perretxiko handi (kilo bat guztira)
- ¼ Kopako oliba olioa
- 1 koilarakada ongarri ketua (ikus diru-sarrerak)
- 2 koilarakada oliba olio
- ½ Kopako tipulin txikitua
- 1 koilarakada baratxuri xehatua
- 1 libra Suitzako zerba, zurtoina eta txikituta (10 edalontzi inguru)
- 2 koilarakada ongailu mediterraneoa (ikus diru-sarrerak)
- ½ Kopako errefau txikituta

1. Berotu labea 400 °F-ra. Perretxikoei zurtoinak kendu eta 2. urratserako erreserbatu. Erabili koilara baten punta txapelak zakatzak kentzeko; zakatzak baztertu. Jarri perretxiko txapelak 3 litro laukizuzeneko gozogintzako ontzi batean; garbitu perretxikoen bi aldeak ¼ kopa oliba olioarekin. Biratu perretxiko tapoiak zurtoinaren aldeak gora begira egon daitezen; ketua ongailuarekin hautseztatu. Estali gozogintzako xafla aluminiozko

paperarekin. Labean, estalita, 20 minutu inguru edo bigundu arte.

2. Bitartean, txikitu gordetako perretxikoen zurtoinak; alde batera utzi. Zerbak prestatzeko, kendu hostoetatik saihets lodiak eta baztertu. Moztu lodi zerbak hostoak.

3. Zartagin handi batean, 2 koilarakada oliba olio su ertainean berotu. Gehitu zerbitzaria eta baratxuria; egosi eta irabiatu 30 segundoz. Gehitu perretxiko zurtoinak, zerbak txikituta eta ongailu mediterraneoa. Egosi, estali gabe, 6 eta 8 minutuz edo zerbak bigundu arte, noizean behin irabiatuz.

4. Banatu zerba nahasketa perretxiko txapelen artean. Bota zartaginean geratzen den likidoa perretxiko beteen gainean. Gainean errefautxo txikituta.

RADICCHIO ERREA

PRESTAKETA:20 minutu egosi: 15 minutu egiten: 4 anoa

RADICCHIO GEHIEN KONTSUMITZEN DAENTSALADA BATEN ZATI GISA, BERDEEN NAHASTEAREN ARTEAN MINGOSTASUN POLITA EMATEKO, BAINA BERE KABUZ ERREA EDO PLANTXAN ERE EGIN DAITEKE. MINGOSTASUN APUR BAT DA ERRADITXOAREN BEREZKOA, BAINA EZ DUZU NAHI ERABATEKOA IZATEA. BILATU HOSTO FRESKO ETA KURRUSKARIAK DIRUDITEN KIMU TXIKIAGOAK, EZ ZIMELDUAK. MOZTUTAKO MUTURRA MARROI SAMARRA IZAN DAITEKE, BAINA ZURIA IZAN BEHAR DU GEHIENBAT. ERREZETA HONETAN, ZERBITZATU AURRETIK OZPIN BALTSAMIKO PIXKA BAT GOZOTASUN UKITU BAT GEHITZEN DU.

2 erraditxo buru handi
¼ Kopako oliba olioa
1 koilaratxo Mediterraneoko ongailu (ikus diru-sarrerak)
¼ Kopako ozpin baltsamikoa

1. Berotu labea 400 °F-ra. Moztu erraditxoa laurdenetan, muinaren zati bat itsatsita utziz (8 xerra izan behar dituzu). Oliba olioarekin ornitu erraditxoaren xerren alde moztuak. Jarri xerrak, alde moztuta behera, labeko xafla batean; Mediterraneoko ongailuz hautseztatu.

2. Labean 15 minutu inguru edo erraditxoa zimeldu arte, zartagin erdian behin buelta emanez. Antolatu erraditxoa plater batean. Zirimiri ozpin baltsamikoa; berehala zerbitzatu.

MIHILU ERREA OZPIN OZPIN LARANJAREKIN

PRESTAKETA:25 minutu Errea: 25 minutu Edaten du: 4 anoa

GORDE SOBERAN DAGOEN OZPIN-OZPINA BOTATZEKO.ENTSALADA BERDEAREKIN - EDO ZERBITZATU PLANTXAN TXERRI, HEGAZTI EDO ARRAINAREKIN. GORDE OZPIN-HONDARRAK ONDO ESTALITAKO ONTZI BATEAN HOZKAILUAN 3 EGUNEZ.

6 koilarakada oliba olio birjina estra, gehi gehiago eskuila egiteko

1 mihilu erraboila handi, moztuta, zulotuta eta xerratan (erreserbatu hostoak apaingarrirako, nahi izanez gero)

1 tipula gorri, zatitan moztuta

Laranja baten erdia, xerra finetan moztuta

½ Kopako laranja zuku

2 koilarakada ardo zuri ozpina edo xanpain ozpina

2 koilarakada sagar sagardo

1 koilaratxo lurretako mihilu haziak

1 koilaratxo laranja azal fin-fin birrindua

½ koilarakada Dijon estiloko mostaza (ikusdiru-sarrerak)

piper beltza

1. Berotu labea 425 °F-ra. Sueztitu labeko xafla handi bat olioz. Jarri mihilua, tipula eta laranja xerrak labeko xaflan; busti 2 koilarakada oliba olioarekin. Leunki bota barazkiak olioz estaltzeko.

2. Erre barazkiak 25 eta 30 minutuz edo barazkiak samurrak eta arin gorritu arte, zartaginaren erdian behin buelta emanez.

3. Bitartean, laranja ozpin-ozpinerako, laranja zukua, ozpina, sagar sagardoa, mihilu haziak, laranja azala, Dijon erara mostaza eta piperra nahastu irabiagailu batean dastatzeko. Irabiagailua martxan dagoela, poliki-poliki gehitu gainerako 4 koilarakada oliba olio korronte mehe batean. Jarraitu irabiatzen ozpin-ozpina loditu arte.

4. Transferitu barazkiak plater batera. Barazkiak busti ozpin pixka batekin. Nahi izanez gero, apaindu gordetako mihilu hostoekin.

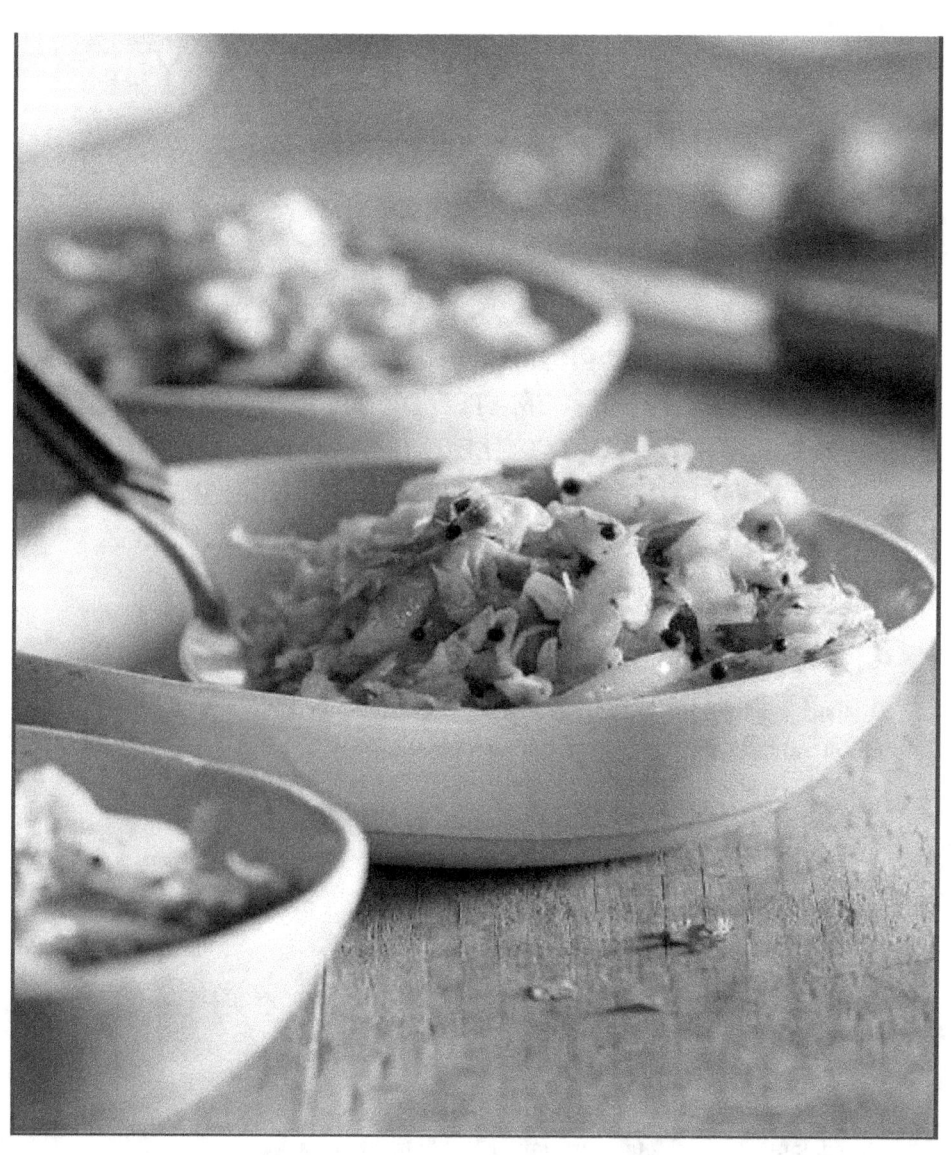

SAVOY CABBAGE PUNJABI STYLE

PRESTAKETA:20 minutu egosteko denbora: 25 minutu egiten: 4 anoa<u>ARGAZKIA</u>

HARRIGARRIA DA GERTATZEN DENAJENGIBRE, BARATXURI, PIPERBELTZA ETA INDIAKO ESPEZIEKIN EGOSTEN DIRENEAN ZAPORE LEUNA DUEN AZA ITXURAGABE BATI. MOSTAZA ERREAK, MARTORRI ETA KUMINO-HAZIAK PLATER HONI KURRINTZA ETA ZAPOREA EMATEN DIOTE. KONTUZ IBILI: BEROA DA! TXORI MOKOKO TXILE TXIKIAK BAINA OSO INDARTSUAK DIRA, ETA JALAPEÑOA ERE BARNE HARTZEN DU PLATERAK. BERO GUTXIAGO NAHIAGO BADUZU, ERABILI JALAPEÑOA.

- 1 2 hazbeteko jengibre freskoa, zuritu eta ⅓ hazbeteko xerratan moztuta
- 5 baratxuri ale
- 1 jalapeño handi, zurtoina, hazia eta erdibitua (ikus<u>punta</u>)
- 2 koilarakada gatzik gabeko garam masala
- 1 koilaratxo azafrai ehoa
- ½ Kopako oilasko hezur-salda (ikus<u>diru-sarrerak</u>) edo gatzik gabeko oilasko salda
- 3 koilarakada koko olio findua
- 1 koilarakada mostaza beltz haziak
- 1 koilarakada martorri haziak
- 1 koilaratxo kumino haziak
- 1 txori moko txile osoa (chile de arbol) (ikus<u>punta</u>)
- 1 3 hazbeteko kanela makila
- 2 edalontzi xerra horia tipula (2 ertain inguru)
- 12 edalontzi xerra finetan xerratan (1 ½ kilo inguru)
- ½ Kopako cilantro freskoa (aukerakoa)

1. Elikagai-prozesadorean edo irabiagailuan, konbinatu jengibrea, baratxuria, jalapeñoa, garam masala, turmeric eta ¼ kopa oilasko hezur-salda. Estali eta prozesatu edo nahastu leuna arte; alde batera utzi.

2. Zartagin handi batean, konbinatu koko olioa, mostaza haziak, martorri haziak, kumino haziak, piperra eta kanela makila. Su ertain-altuan egosi, zartagina maiz astinduz, 2 edo 3 minutuz edo kanela makila zabaldu arte. (Kontuz, mostaza haziak lehertu eta zipriztinduko dira egosten diren bitartean.) Gehitu tipula; egosi eta irabiatu 5 eta 6 minutuz edo tipula arin gorritu arte. Gehitu jengibre nahasketa. Egosi, 6 eta 8 minutuz edo nahasketa karamelizatu arte, maiz irabiatuz.

3. Gehitu aza eta gainontzeko Oilasko Hezur Salda; ondo nahastu. Estali eta egosi 15 minutu inguru edo aza bigundu arte, bi aldiz irabiatuz. Estali zartagina. Egosi eta irabiatu 6 eta 7 minutuz edo aza sueztitu arte eta gehiegizko oilasko hezur-salda lurrundu arte.

4. Kendu eta bota kanela makila eta piperra. Nahi izanez gero, hautseztatu cilantro.